VETERINARIA NATURAL

para perros y gatos

LO QUE NADIE TE CUENTA SOBRE ALIMENTACIÓN, VACUNAS, ANTIPARASITARIOS, TÓXICOS Y BIENESTAR EMOCIONAL

Lydia Muscolino

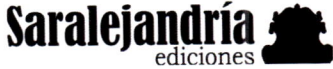
Saralejandría
ediciones

Del texto:
Lydia Muscolino
Perfil profesional:
@Lydia_vet
Ilustraciones
y edición fotográfica:
Ernest Callís Salarich
Diseño de edición:
Elena Torres @garabatografico_
De la presente edición:
Grupo Sar Alejandría S.L
Edita:
Saralejandría Ediciones
ISBN: 979-13-87815-44-8
Depósito Legal: CS 1078-2025

A todos los animales que me han guiado más allá de la medicina, hacia una forma más consciente de cuidar... Porqué, aunque no puedan elegir, merecen que elijamos mejor por ellos.

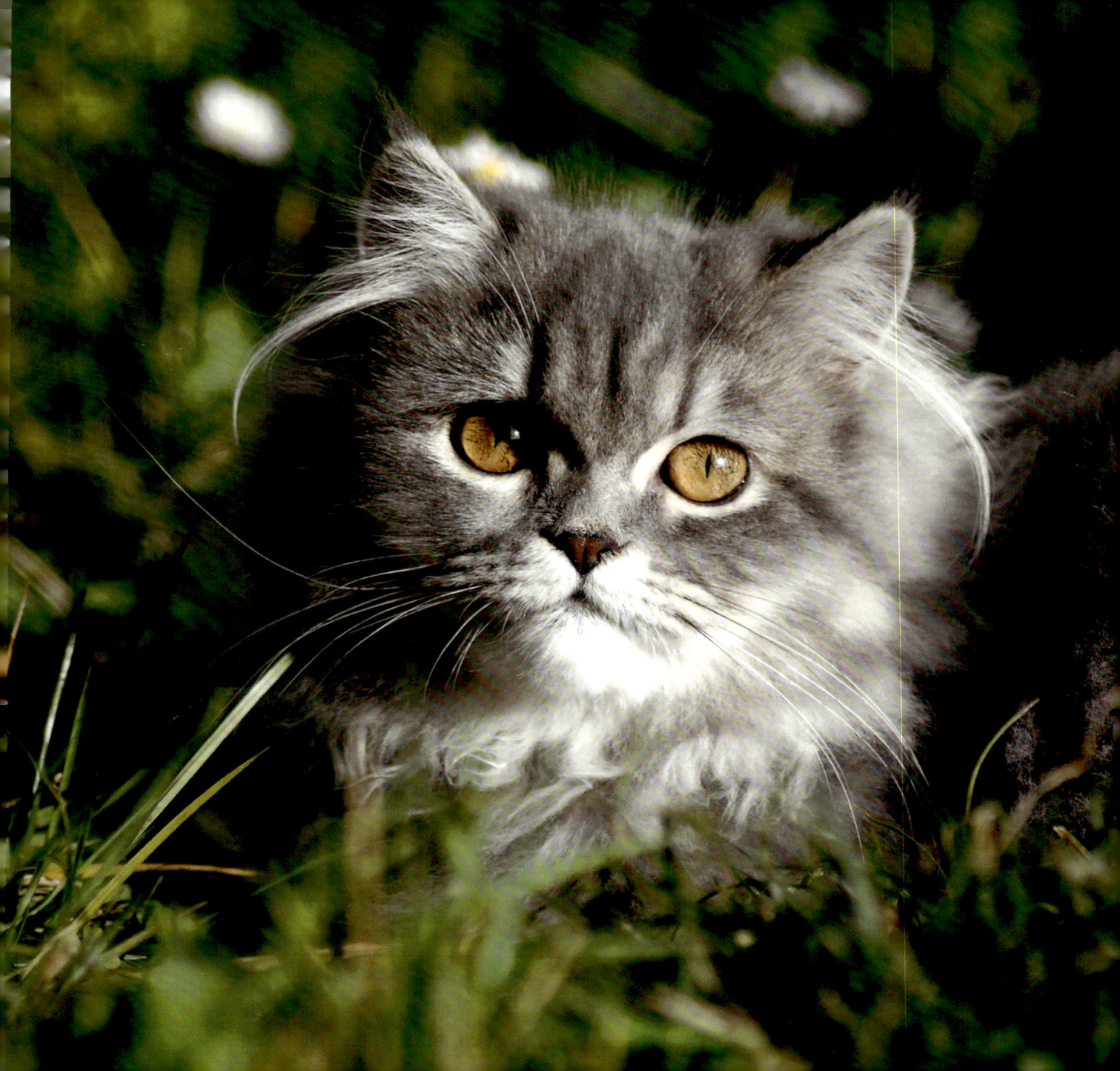

ÍNDICE

PRESENTACIÓN

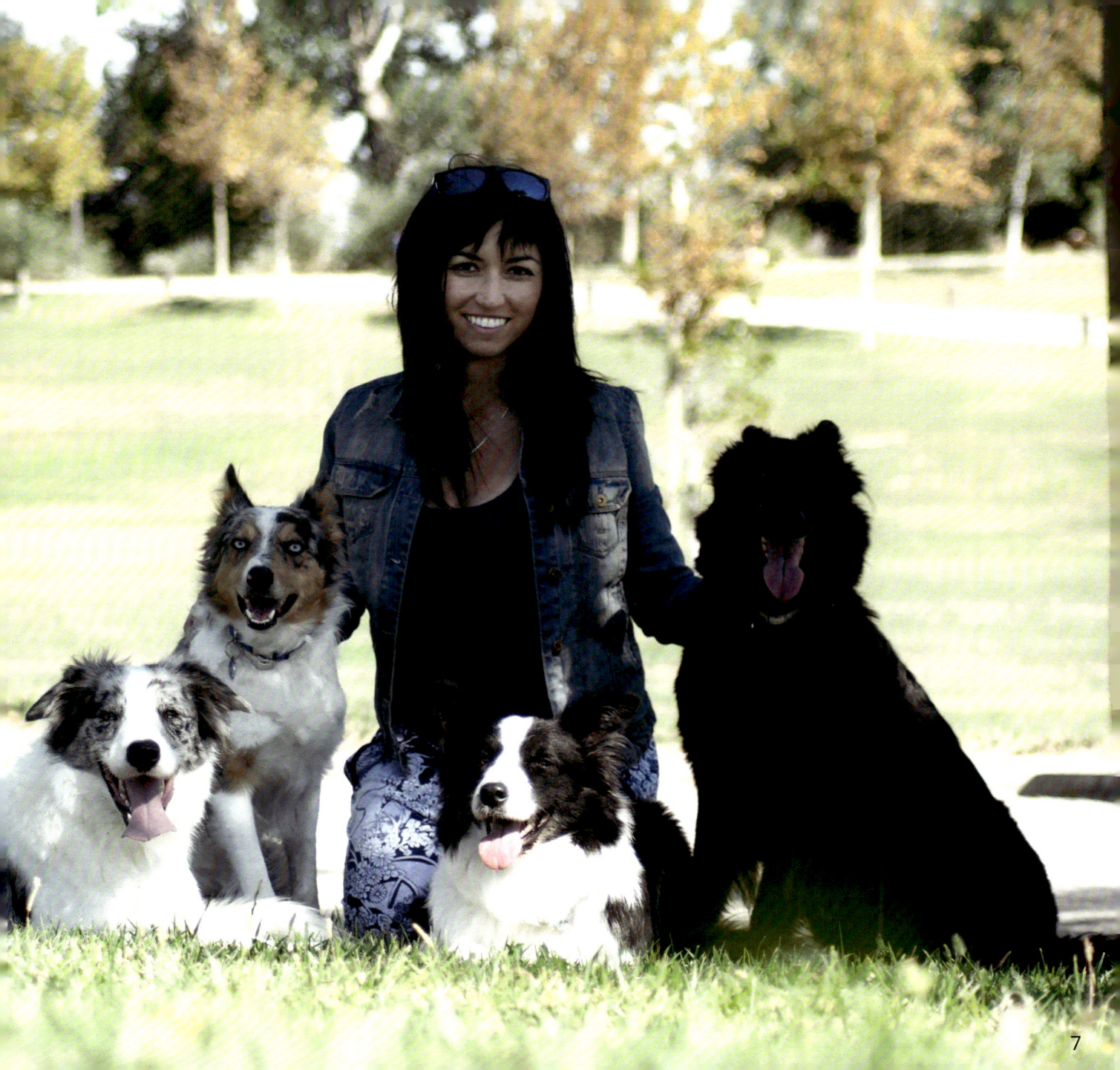

Este libro nace del deseo profundo de compartir una forma diferente de entender la salud animal: más preventiva, más consciente, más conectada con la naturaleza y con la lógica del cuerpo. Cada vez somos más los que sentimos que los animales que conviven con nosotros no solo merecen amor y cuidados básicos, sino también decisiones informadas, respetuosas y adaptadas a su biología.

Aquí no vas a encontrar fórmulas milagrosas ni recetas universales. Este libro está pensado para ayudarte a tomar decisiones más seguras y naturales en la alimentación, la prevención de enfermedades, la gestión del entorno y el bienestar emocional de tu animal. Porque la salud es mucho más que buena alimentación o vacunación, nace del equilibrio entre cuerpo, mente y entorno. Al observar estos factores en conjunto, acompañamos con mayor respeto y eficacia.

La información que encontrarás en estas páginas está basada en la evidencia científica más actual, en la experiencia clínica real y en el sentido común. No pretende reemplazar a la medicina veterinaria convencional, sino sumar, ya que la medicina integrativa no es una moda, es una forma más amplia y profunda de cuidar.

Mi deseo es que este libro te inspire, te empodere y te ayude a tomar las riendas de la salud de tu compañero de vida. Y, sobre todo, que te recuerde que lo pequeño —un gesto, una elección, un cambio de hábito— puede tener un gran impacto.

A lo largo de este libro no encontrarás menciones directas a marcas comerciales. Esta ha sido una decisión deliberada. Los productos cambian; hoy pueden tener una buena composición y mañana dejar de ser recomendables. Un libro impreso no se puede actualizar, y prefiero que la información que recibas sea siempre la más actual y rigurosa posible. Por eso, para recomendaciones específicas de productos, fórmulas o herramientas prácticas, te invito a consultar mi web o mis redes sociales, donde comparto de forma periódica recursos validados y actualizados según el mercado.

Descargo de responsabilidad

La información contenida en este libro tiene fines educativos e informativos. No sustituye el diagnóstico, tratamiento ni las recomendaciones personalizadas de un profesional veterinario.

Ante cualquier síntoma, duda o problema de salud, siempre consulta con tu veterinario de confianza. Cada animal es único y merece un abordaje individualizado, adaptado a su historia clínica, edad, entorno y condición física.

CAPÍTULO 1

¿POR QUÉ NUESTROS COMPAÑEROS DE CUATRO PATAS ESTÁN CADA VEZ MÁS ENFERMOS?

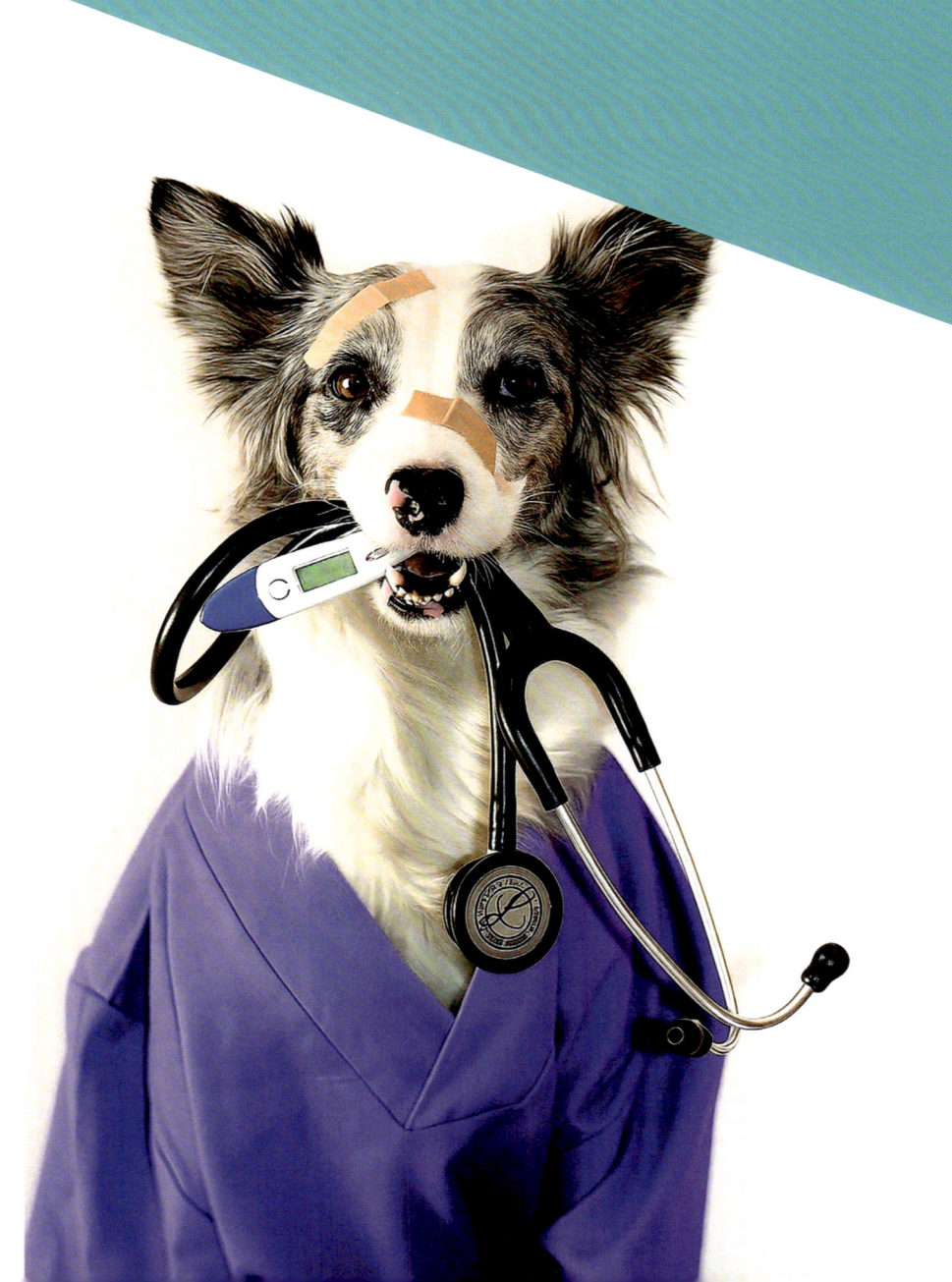

Hace unas décadas, ver a un perro con cáncer, a un gato con diabetes o a un cachorro con dermatitis crónica era raro. Hoy, es algo cotidiano en las clínicas veterinarias. Animales cada vez más jóvenes presentan enfermedades crónicas que antes solo aparecían en edades avanzadas, o ni siquiera existían con tanta frecuencia.

Otitis recurrentes, picores constantes, problemas digestivos, alergias, ansiedad, epilepsias, artrosis precoz... Estas situaciones ya no sorprenden. Pero ¿por qué? ¿Qué ha cambiado para que nuestros compañeros vivan más tiempo, pero muchas veces con peor calidad de vida?

UNA VIDA ANTINATURAL

En muy poco tiempo —apenas unas generaciones—, los perros y gatos han pasado de cazar, correr, explorar, elegir qué comer y cuándo, a vivir encerrados entre cuatro paredes, solos muchas horas, comiendo el mismo alimento seco cada día, y expuestos a una cantidad enorme de tóxicos que sus cuerpos no están preparados para procesar.

A esto se suma un enfoque médico que, aunque muchas veces bien intencionado, ha normalizado la sobremedicación y la sobrevacunación. Se vacuna sin considerar el estado inmune individual, se repiten tratamientos con corticoides o antibióticos una y otra vez y se prescribe sin revisar otras posibles causas o soluciones.

Cuando un animal tiene diarrea, se le da un medicamento. Si vuelve, otro. Si tiene otitis, antibiótico. Si repite, otro. Y así una y otra vez. Pero ¿por qué ocurre esa diarrea? ¿Por qué se repite esa otitis? ¿Qué está intentando decirnos su cuerpo?

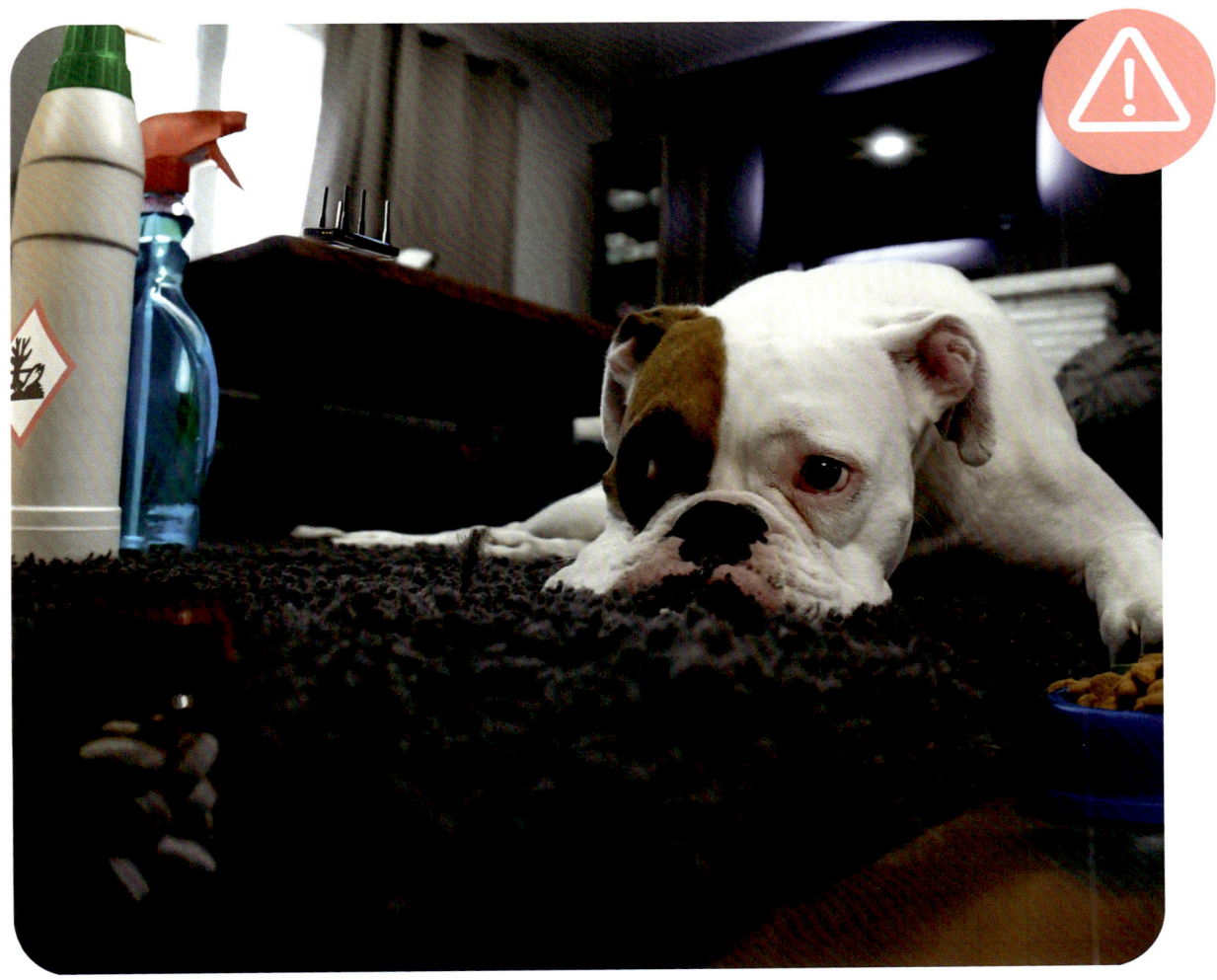

EN LA PRÁCTICA CLÍNICA: LA EVIDENCIA ES CLARA

En la práctica clínica vemos cómo cada vez hay más animales enfermos. Muchos dirán que es porque se diagnostica más que antes. Y sí, eso es cierto... pero solo en parte. Estamos frente a verdaderas epidemias de obesidad, alergias, cáncer, enfermedades endocrinas, renales, inmunomediadas, entre muchas otras.

Por ejemplo, dos de las principales causas de muerte en perros son las enfermedades infecciosas y el cáncer. El perro es el mamífero con la tasa de cáncer más alta del planeta. Según estudios en EE.UU., tiene 4 veces más posibilidades de desarrollar cáncer mamario, 8 veces más de hueso y 35 veces más de piel que los humanos. A esto se suma el doble de riesgo de leucemia.

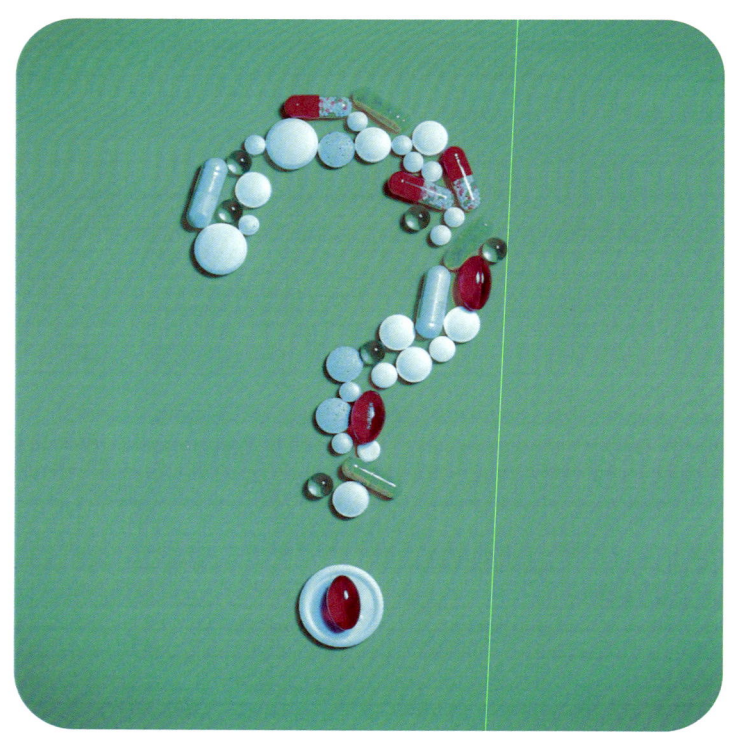

Otros tipos comunes son tumores orales, testiculares, linfomas y abdominales. Y sabemos que los osteosarcomas (cáncer de hueso) son especialmente frecuentes en razas grandes.

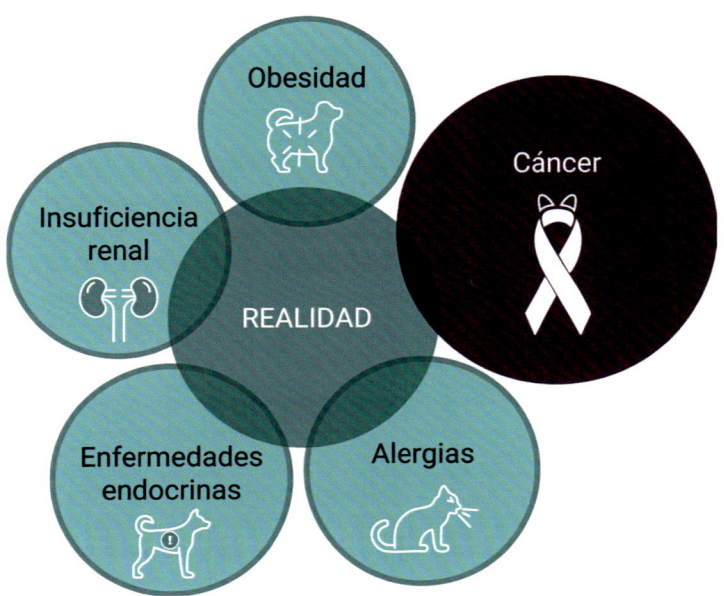

La doctora Wilson, especialista en oncología veterinaria en EE.UU., concluye tras años de investigación que:

- El 50% de los perros y el 30% de los gatos mayores de 10 años serán diagnosticados con algún tipo de cáncer.

- En perros, los más frecuentes son linfomas, mastocitomas (piel) y osteosarcomas (huesos).

- En gatos, el linfoma, el carcinoma de células escamosas y los sarcomas asociados a vacunas —muchas veces innecesarias—.

¿Y por qué pasa esto? ¿Cómo hemos llegado hasta aquí?

La tendencia es culpar a la genética, especialmente cuando hablamos de cáncer. Pero la realidad es otra: solo el 5-10% de los casos tienen origen genético. El 90-95% restante tiene que ver con lo que llamamos epigenética.

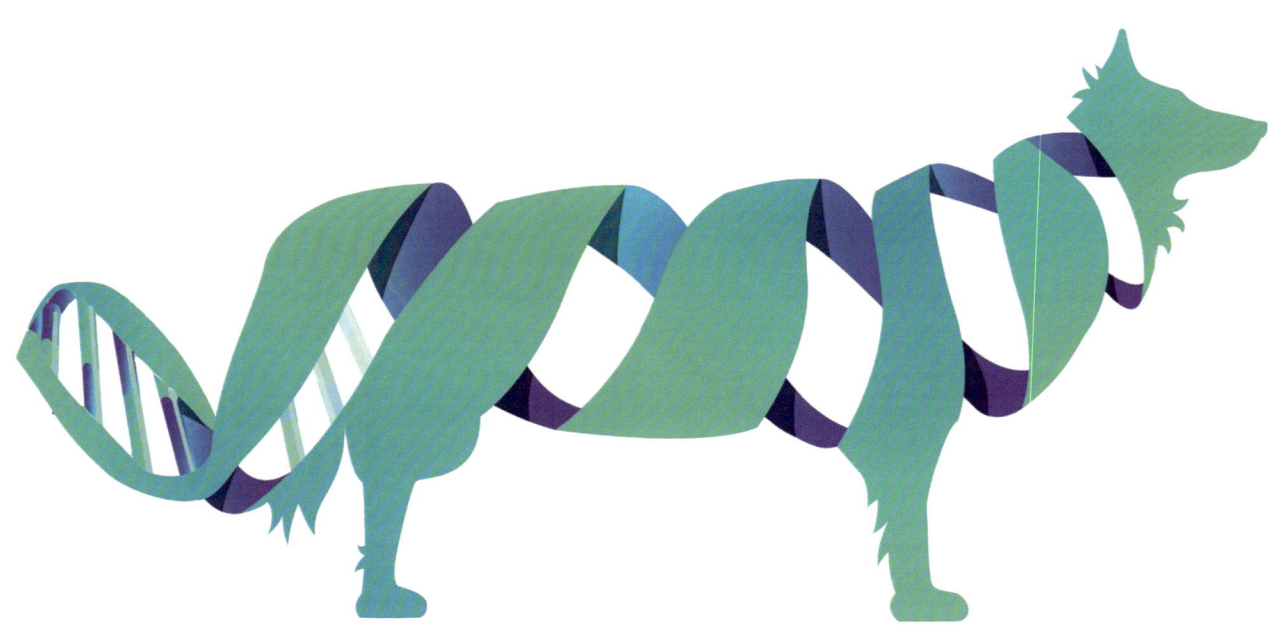

La epigenética estudia los factores que activan o desactivan ciertos genes sin modificar el ADN. ¿Qué los activa o desactiva? El entorno, es decir, alimentación, ejercicio, estrés, medicamentos, tóxicos, estilo de vida... Todos estos factores afectan directamente a la expresión genética y, por tanto, al desarrollo de enfermedades.

Un perro puede tener predisposición genética a una patología, pero si vive en un entorno sano, es muy probable que nunca la desarrolle.

Un ejemplo muy claro lo vemos en humanos: gemelos idénticos que comparten exactamente el mismo ADN. Con los años, uno puede desarrollar un cáncer, una enfermedad autoinmune o metabólica, mientras que el otro no. ¿Por qué? Porque su entorno, alimentación, niveles de estrés y exposición a tóxicos han sido distintos. La genética era la misma, pero la activación de esos genes fue distinta y eso marcó la diferencia.

EL INICIO DE LA VIDA IMPORTA (Y MUCHO)

Hay una etapa clave que muchas veces se pasa por alto: el comienzo de la vida. Lo que ocurre en los primeros meses puede marcar la salud del animal para siempre.

La salud de la madre durante la gestación, si el nacimiento fue natural o por cesárea, la edad del destete, el uso de antibióticos o antiparasitarios desde muy temprana edad... Todo esto afecta directamente a la **microbiota intestinal** del animal.

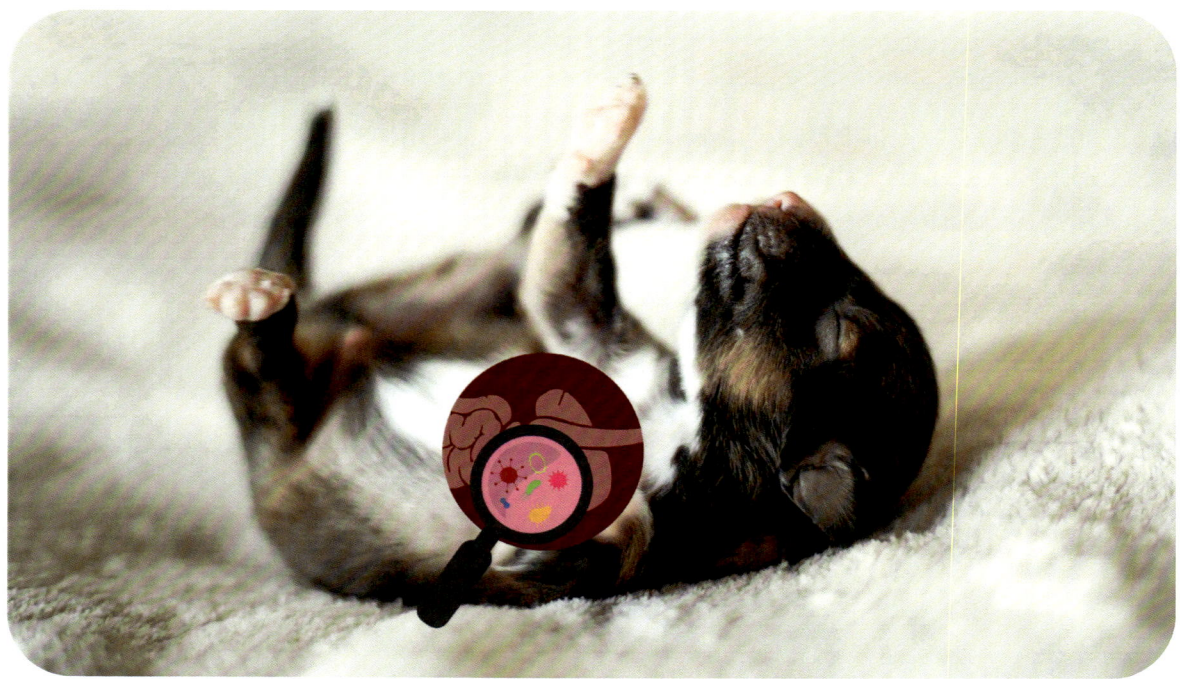

Y la microbiota está directamente relacionada con el sistema inmune. Hoy está comprobado que su alteración se asocia a alergias, intolerancias alimentarias y otras enfermedades que vemos a diario, incluso en animales muy jóvenes.

Cuando el sistema inmune no funciona bien desde el principio, el cuerpo lo grita de muchas maneras. La buena noticia es que aún estamos a tiempo de escucharlo.

Nota:

Cuando hablamos de microbiota nos referimos al conjunto de microorganismos vivos —principalmente bacterias, pero también virus, hongos y arqueas— que habitan de forma natural en distintos lugares del cuerpo, especialmente en el intestino. En condiciones normales, estas bacterias "buenas" conviven en equilibrio y cumplen funciones vitales para la salud del animal. Ayudan a digerir el alimento, producen vitaminas, regulan el sistema inmunológico, protegen frente a patógenos, y participan incluso en la salud mental y emocional. Por eso hoy en día se considera a la microbiota como un "órgano" más, uno que no se ve, pero que está en constante comunicación con todo el cuerpo. Cuando este equilibrio se rompe —por antibióticos, dietas inadecuadas, estrés o tóxicos— se produce una disbiosis y eso puede tener consecuencias en la digestión, en la piel, en el estado anímico e incluso en enfermedades inflamatorias o autoinmunes. Cuidar la microbiota no es solo una moda, es un pilar esencial de la salud.

ENVEJECER NO ES LO MISMO QUE ENFERMAR

Otra creencia muy extendida —y profundamente errónea— es que envejecer implica, necesariamente, enfermar. En consulta lo escuchamos a diario: "Es normal, ya es mayor" o "para su edad, está bien con todo lo que tiene". Pero no, no deberíamos normalizar que un animal viejo esté enfermo.

> Existe una diferencia clara entre el envejecimiento fisiológico y el envejecimiento patológico.

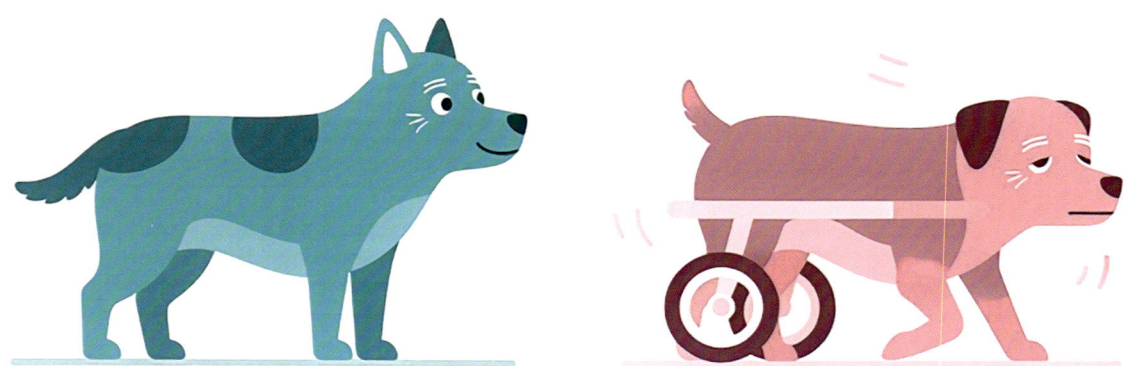

El **envejecimiento fisiológico** es un proceso natural, progresivo, donde se dan ciertos cambios orgánicos esperables —como una disminución de actividad, pérdida moderada de masa muscular o necesidad de más descanso— sin que eso implique enfermedad o sufrimiento. Es envejecer con salud. Con plenitud. Con buena calidad de vida.

El problema es que lo que vemos hoy en muchísimos animales no es eso. Lo que se ha normalizado es el **envejecimiento patológico**: artrosis avanzada a los 7 años, tumores a temprana edad, problemas renales crónicos, degeneración cognitiva, intolerancias digestivas, pérdida de vitalidad... Todo esto no es "vejez". Es deterioro por acumulación de daños, carencias, exposición a tóxicos, estrés, malnutrición, exceso de medicamentos y falta de prevención.

Envejecer no debería equivaler a arrastrar un cuerpo desgastado por enfermedades que pudieron evitarse.

No es la edad la que enferma, es el contexto.

Por eso es tan importante prevenir desde el principio, acompañar al animal en todas sus etapas con sentido, nutrición real, control de tóxicos, equilibrio emocional, y tratamientos adaptados y no invasivos cuando los necesite.

El objetivo es vivir más años, pero que estos años sean de calidad.

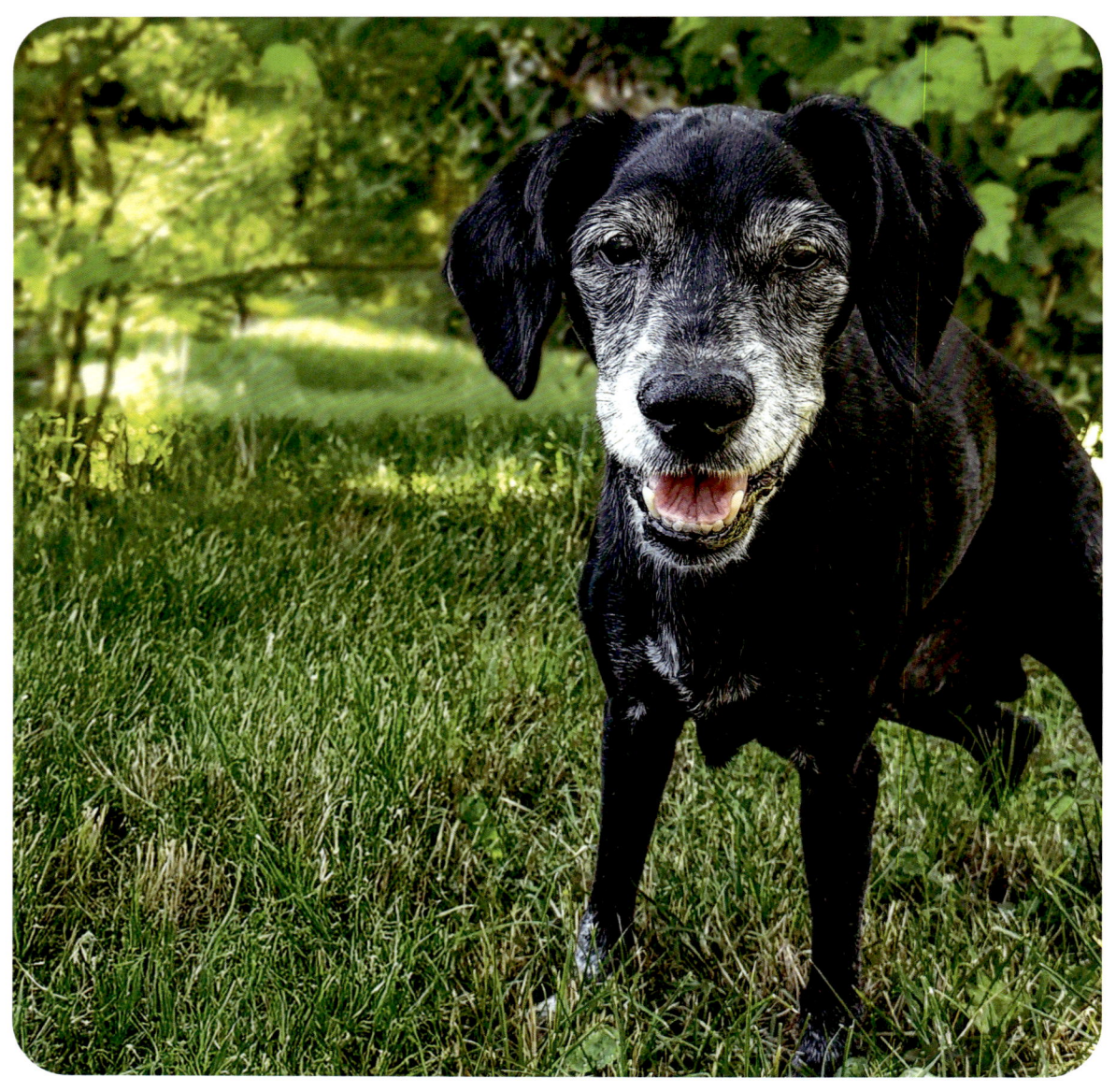

¿QUÉ ES LA VETERINARIA INTEGRATIVA?

Frente a este panorama, la veterinaria integrativa no viene a pelear con la medicina convencional. Viene a sumar. A cuestionar lo que no funciona, a respetar lo que sí, y a situar al animal en el centro.

Este enfoque une ciencia, prevención, respeto por el entorno y sentido común. No se trata de elegir entre "pienso o natural", "medicina o hierbas". Se trata de observar a cada individuo y determinar qué necesita de verdad.

Porque un tratamiento no sirve si tapa el síntoma,
pero ignora la causa.

Y una vacuna no ayuda si no se adapta
al contexto del individuo.

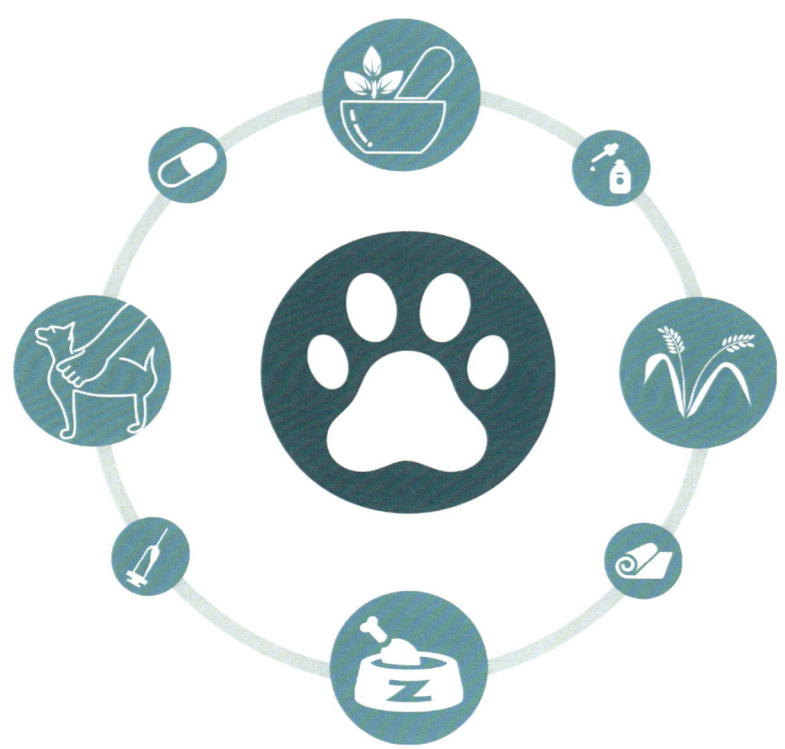

La veterinaria integrativa no se basa en una sola herramienta, sino en muchas. Existen terapias complementarias con base científica que en muchas clínicas aún se ignoran o se consideran secundarias, cuando en realidad pueden marcar una gran diferencia en la salud del animal. Entre ellas:

Nutriterapia:

Uso terapéutico y personalizado de nutrientes esenciales (como vitaminas, minerales, aminoácidos) mediante una alimentación natural adaptada. Para corregir deficiencias, prevenir enfermedades o acompañar procesos crónicos. Parte de una base científica sólida y se adapta a cada individuo según su condición y dieta.

Fisioterapia:

Esencial para la recuperación física tras cirugías, lesiones o en procesos degenerativos como la artrosis.

Osteopatía y quiropráctica:

Trabajan sobre el equilibrio estructural y el sistema nervioso. Muy útiles en animales con disfunciones crónicas, dolores o bloqueos posturales.

Acupuntura:

Técnica terapéutica de la medicina tradicional china que consiste en la estimulación de puntos específicos del cuerpo mediante finas agujas. Se utiliza para modular el dolor, mejorar funciones orgánicas, equilibrar la energía vital y apoyar procesos crónicos, inflamatorios o emocionales.

Fitoterapia:

El uso de plantas medicinales para tratar desequilibrios orgánicos, reforzar el sistema inmune o apoyar órganos como el hígado, riñones o piel.

Nutracéuticos:

Sustancias naturales con efecto terapéutico (como ácidos grasos, probióticos, colágeno, enzimas digestivas...) que ayudan a modular inflamación, mejorar funcionalidad articular o regular la digestión, entre otros.

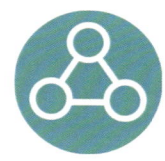

Ozonoterapia:

Tratamiento con ozono médico que mejora la oxigenación celular y tiene efectos antiinflamatorios, antibacterianos y regenerativos.

Homeopatía:

Medicina energética que trabaja sobre el terreno del animal, con especial utilidad en patologías crónicas, emocionales o cuando hay hipersensibilidad a fármacos.

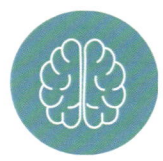

Terapia neural:

Técnica que utiliza anestésicos locales en puntos clave del sistema nervioso para desbloquear memorias celulares y mejorar la autorregulación del cuerpo.

Terapia floral (como las flores de Bach):

Útil para trabajar aspectos emocionales como miedos, inseguridades, traumas o duelos.

Y existen muchas más. La clave está en elegir con criterio, combinando lo mejor de cada enfoque según las necesidades del animal, no según una moda o protocolo fijo.

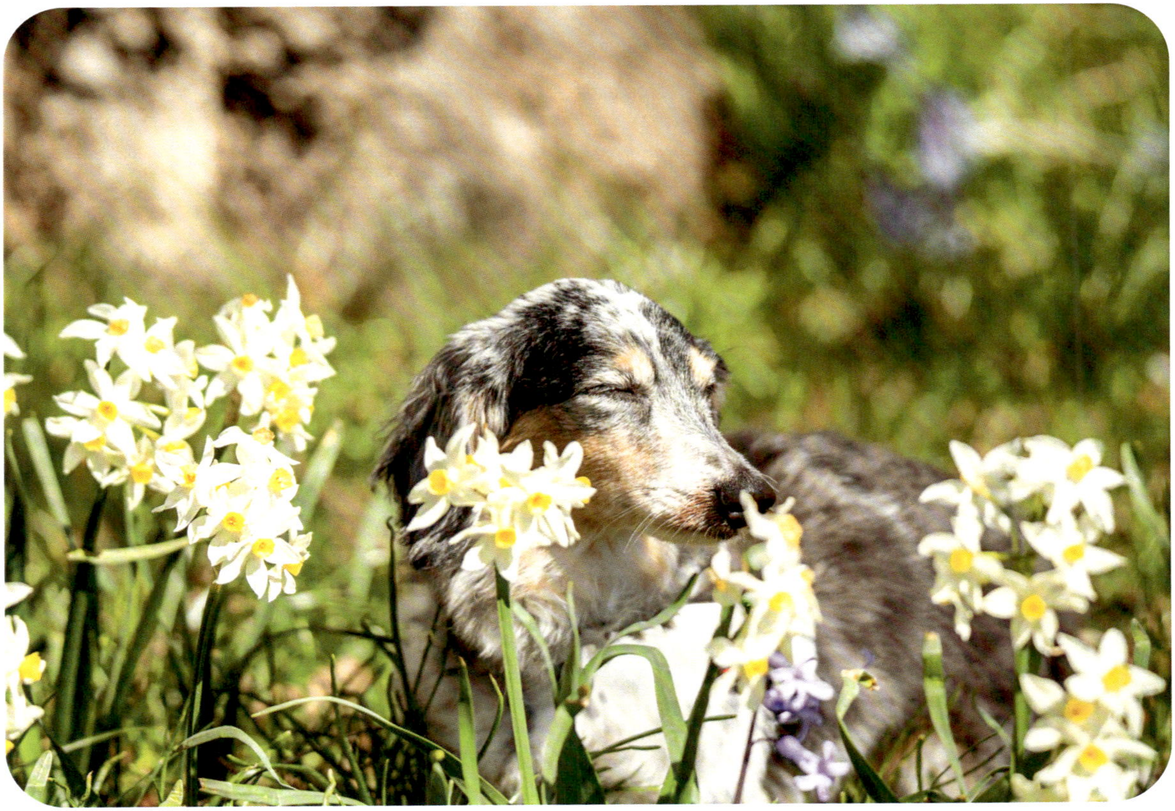

Pero la veterinaria integrativa no se limita únicamente a la aplicación de terapias complementarias. También realiza un **trabajo global** sobre todos los elementos que afectan a la salud del animal.

Por ejemplo:

- Evalúa y minimiza la exposición a tóxicos, tanto en el alimento como en el ambiente, el hogar, el agua de bebida, los productos de limpieza, y todo aquello que puede afectar al organismo del animal.

- Revisa el uso de terapias convencionales con determinados medicamentos desde una perspectiva más consciente e individualizada.

- No aplica protocolos idénticos para todos, sino que personaliza el plan de vacunación, desparasitación y tratamiento según el contexto real de cada animal.

En lugar de seguir protocolos generales, la veterinaria integrativa trabaja desde una perspectiva individual.

No se parte de la etiqueta de la enfermedad, se parte del animal. De su entorno, su nutrición, su estado emocional, su estilo de vida, su historia. Y desde ahí se traza un plan.

El enfoque integrativo no sustituye a la medicina convencional, pero sí la complementa y muchas veces la mejora. No se trata de elegir entre un antibiótico o una planta, sino de saber cuándo uno, cuándo otro o cuándo ambos.

Con respeto.

Con lógica.

Y, sobre todo, viendo al animal como un todo, no como una suma de órganos independientes.

UNA LLAMADA A DESPERTAR

Con este libro tengo la intención de despertar a los tutores "dormidos" y dar recursos reales y útiles a los que ya despertaron hace tiempo. Hablo de despertar en el sentido de abrir la mirada hacia la salud integrativa, la nutrición natural y todo el abanico de terapias complementarias que pueden mejorar la vida de nuestros compañeros animales.

Por desgracia, muchas personas llegan a esta forma de entender la salud cuando aparece la enfermedad. Cuando el animal enferma, cuando el veterinario convencional ya no tiene más opciones o cuando un ser querido —humano o animal— sufre y entonces empieza la búsqueda.

Es en ese momento cuando la alimentación, la prevención, las terapias integrativas y la salud global cobran sentido. Sin embargo, lo ideal sería que esa búsqueda comenzara antes, no desde el miedo o la urgencia, sino desde la conciencia y el amor preventivo.

Mi anhelo es que nadie deba experimentar el sufrimiento para poder acceder a este conocimiento, como me ocurrió a mí.

Mi recorrido dio comienzo a los 16 años, cuando me diagnosticaron un linfoma de Hodgkin. Recibí quimioterapia y radioterapia, y desde esa edad me vi inmersa de lleno en el mundo de la medicina integrativa para personas. La historia no terminó ahí. Los tratamientos agresivos me provocaron otros problemas de salud, incluso otros tipos de cáncer. Esa experiencia me cambió para siempre. Me abrió los ojos. Me hizo cuestionarlo todo.

Fue entonces cuando entendí que lo que estaba aprendiendo sobre salud también 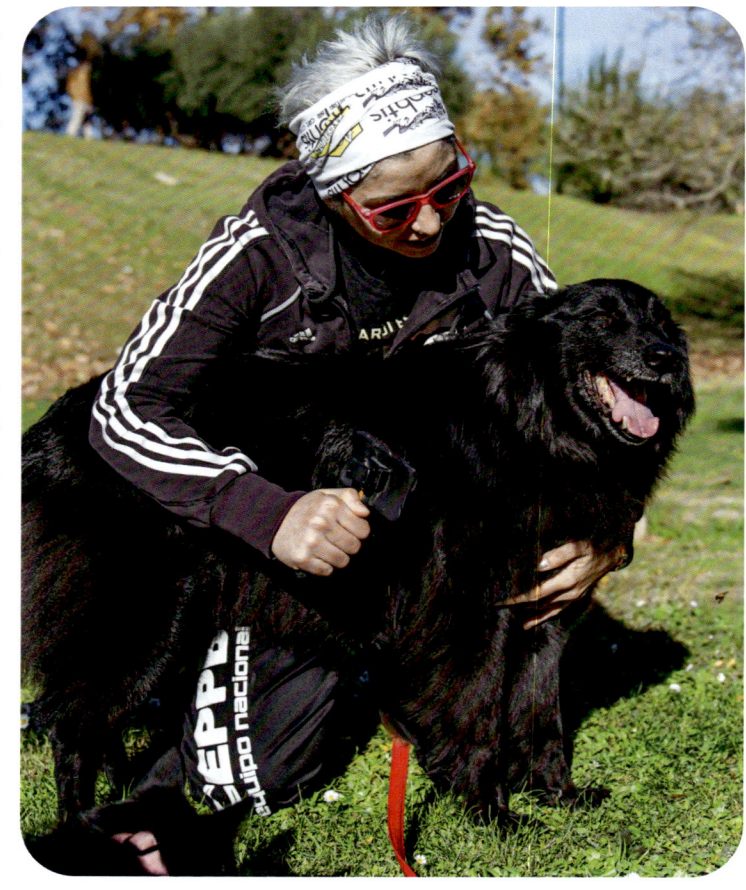 era aplicable a los animales, que ellos también merecían un enfoque integrador, respetuoso, preventivo. Pero con una diferencia enorme: ellos no deciden. Son los tutores quienes eligen por ellos.

Y por eso, es el tutor quien, sin saberlo muchas veces, determina las oportunidades de salud que va a tener su compañero de vida.

Este libro quiere ser un grito a la prevención. A evitar sufrimientos innecesarios. A ofrecer otra forma de cuidar que no reaccione solo ante la enfermedad, sino que trabaje cada día para crear salud.

En los próximos capítulos vamos a recorrer **los pilares fundamentales de la salud animal** desde esta mirada integrativa:

- Empezaremos por la **nutrición**, entendiendo que no es lo mismo alimentar que nutrir.

- Continuaremos hablando de **vacunas y tratamientos antiparasitarios**, y cómo el uso excesivo de fármacos y químicos puede afectar profundamente el equilibrio del organismo.

- Hablaremos del **control de tóxicos,** en el ambiente, en los alimentos y en el hogar. Porque no podemos vivir en una burbuja, pero sí podemos reducir esta carga que tanto daña la salud —la nuestra y la de ellos.

- Y terminaremos con el pilar muchas veces olvidado: el **movimiento, el contacto con la naturaleza y la gestión emocional.**

Porque no hay salud verdadera sin bienestar físico, psíquico y emocional.

Y porque cuidar bien no es hacer más.

Es hacer con más sentido.

CAPÍTULO 2

NUTRICIÓN: ALIMENTAR NO ES NUTRIR

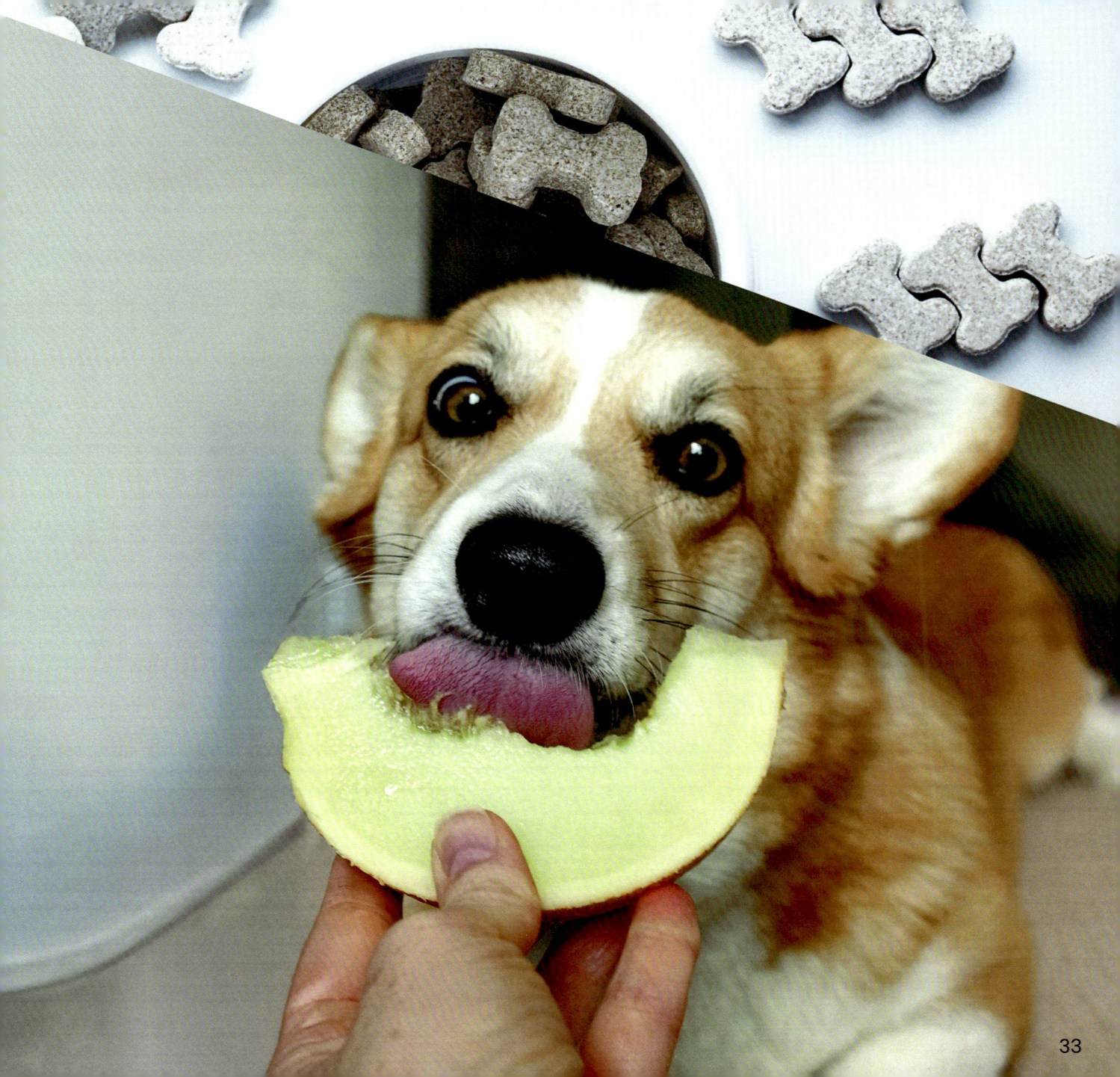

Cuando hablamos de nutrición fisiológica, nos referimos a una alimentación adaptada a la biología y necesidades reales de cada especie. Y la verdad es que en la alimentación de los perros y gatos no lo estamos haciendo bien.

Conceptos importantes que debemos tener claros en la diferencia entre perros y gatos:

CARNÍVORO FACULTATIVO (PERRO)

El perro se clasifica como *carnívoro facultativo*, lo que significa que su organismo está adaptado de manera natural a una dieta basada principalmente en proteína y grasa de origen animal, pero tiene la capacidad fisiológica de digerir y aprovechar ciertos nutrientes provenientes de alimentos vegetales (como carbohidratos y fibras). Esta flexibilidad le permite sobrevivir y mantener un buen estado de salud con una dieta más variada, siempre que esté correctamente equilibrada.

Es importante aclarar que el hecho de que el perro pueda aprovechar pequeñas cantidades de vegetales no lo convierte en un omnívoro. Su fisiología está diseñada principalmente para digerir y absorber nutrientes de origen animal. A diferencia de un cerdo (omnívoro real), el perro tiene un aparato digestivo más corto, un estómago muy ácido, carece de amilasa salivar y su principal fuente energética natural son las grasas. Aunque puede tolerar algunos vegetales, su dieta debe estar basada en proteínas y grasas animales, como corresponde a su naturaleza de carnívoro facultativo.

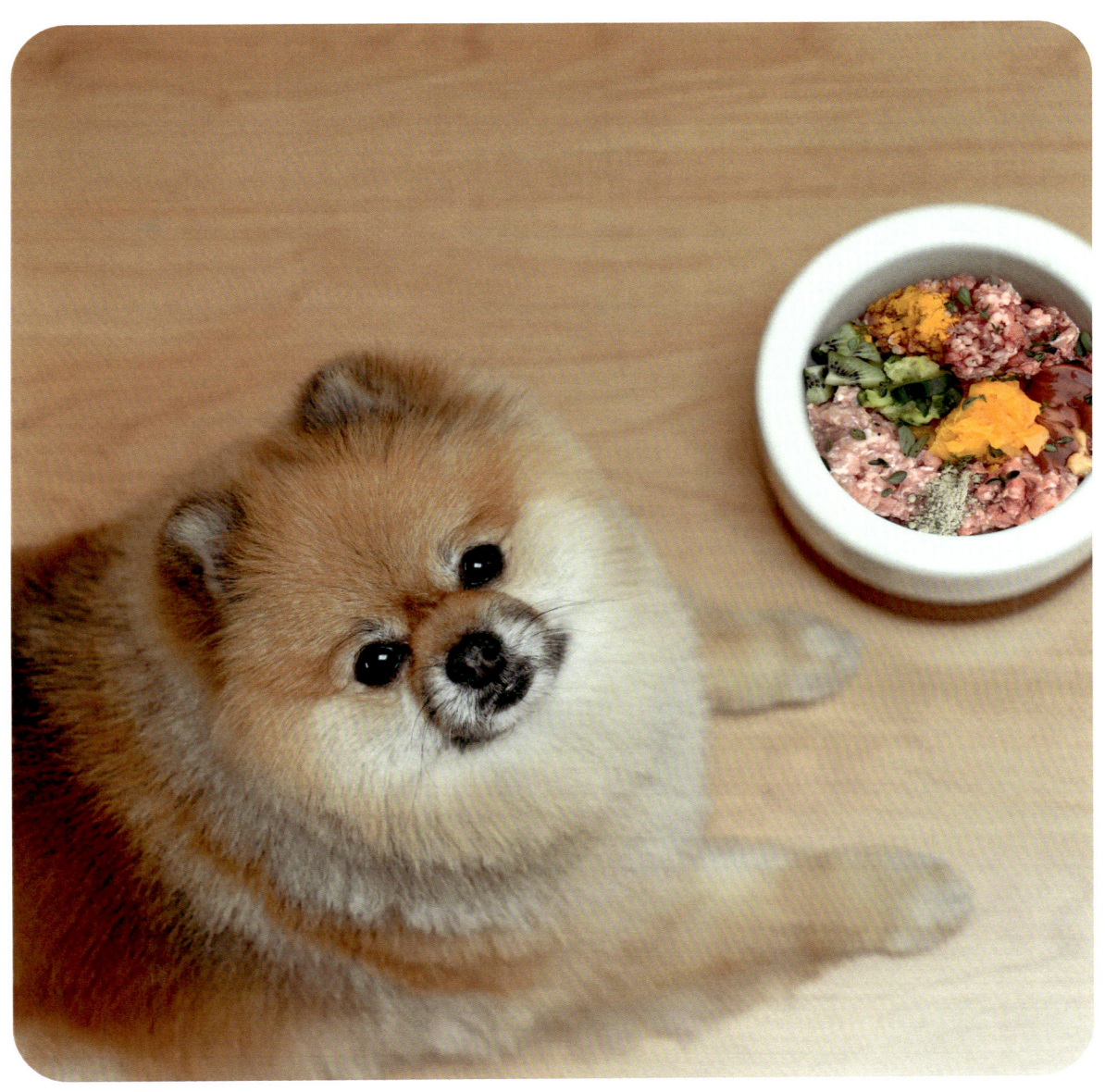

CARNÍVORO ESTRICTO (GATO)

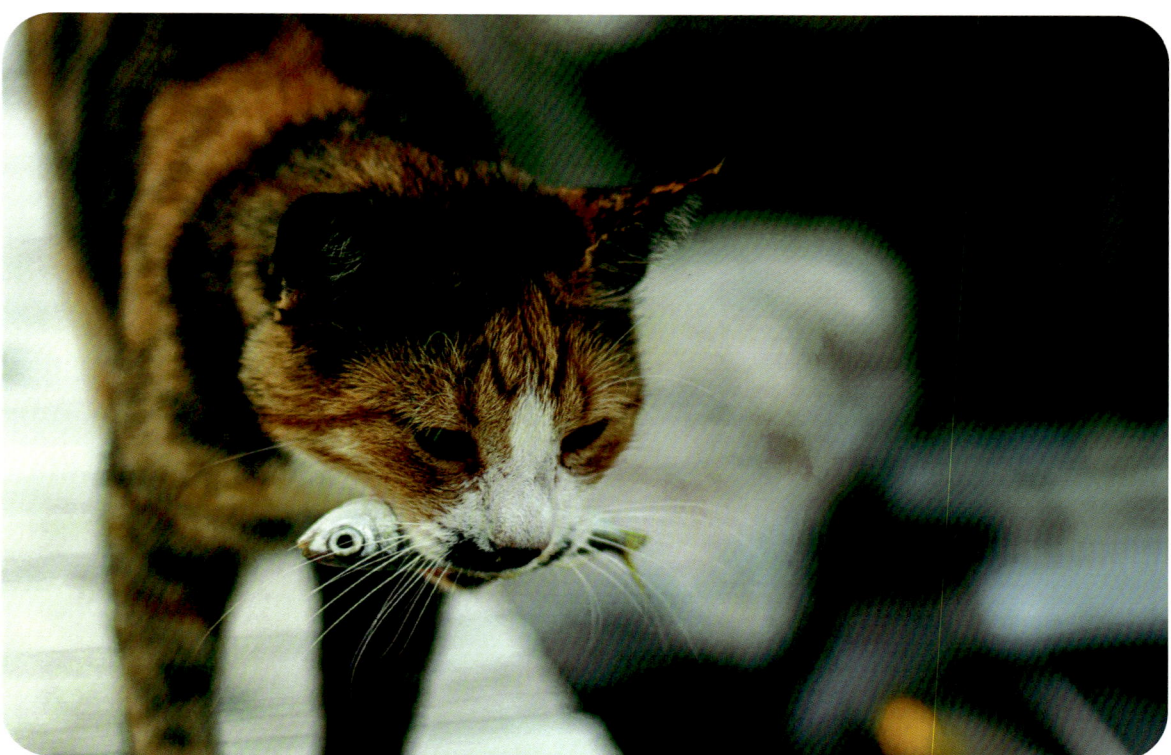

El gato, en cambio, es un *carnívoro estricto*. Su fisiología está diseñada para depender casi exclusivamente de nutrientes presentes en los tejidos animales. Carece de ciertas enzimas necesarias para transformar algunos compuestos de origen vegetal (por ejemplo, no puede sintetizar taurina, ácido araquidónico o vitamina A activa a partir de precursores vegetales). Esto hace que necesite obtener de forma directa estos nutrientes esenciales de la carne y otros tejidos animales para mantener su salud.

Podemos **alimentar** a un perro, que es un carnívoro facultativo, con una dieta alta en vegetales y almidones, y sí, va a sobrevivir, pero sobrevivir no es lo mismo que vivir con salud. Ese tipo de dieta puede mantenerlo con vida durante años, pero a costa de un deterioro progresivo, más o menos evidente según el individuo. Esto es aún más acentuado en gatos que son carnívoros estrictos.

En cambio, cuando **nutrimos** con una alimentación fisiológicamente adecuada, adaptada a la especie, estamos fortaleciendo el organismo, apoyando sus sistemas clave (digestivo, inmune, endocrino) y previniendo posibles enfermedades.

Y sí, siempre encontraremos ese caso de "el perro de mi abuelo que vivió 18 años comiendo pienso barato".

Pero eso no es la regla, porque lo que vemos en la clínica diaria es otra realidad: animales con enfermedades crónicas, inflamatorias, intolerancias, desequilibrios hormonales y problemas degenerativos desde edades cada vez más tempranas.

Por eso insisto: alimentar y nutrir no son sinónimos. Podemos llenar un cuenco cada día... y aun así no estar nutriendo de forma adecuada.

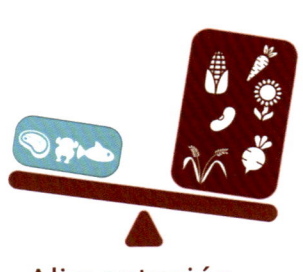

Alimentación

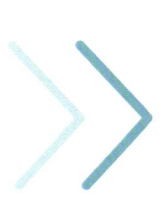

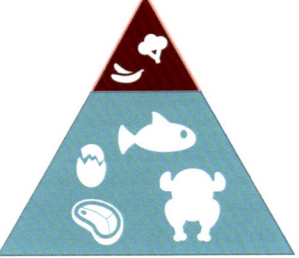

Nutrición

Es la composición del alimento lo que define su capacidad real para nutrir.

¿CÓMO NUTRIR ADECUADAMENTE?

Lo voy a resumir en tres principios básicos. Tan básicos como olvidados:

I. Alimentación natural y variada

El mismo criterio que nos recomiendan a los humanos: comida real y variada.

Y aquí viene una reflexión necesaria: mientras nos bombardean con mensajes sobre lo dañinos que son los ultraprocesados para nuestra salud, la mayoría de veterinarios sigue recomendando como base alimentaria para los animales un producto ultraprocesado. Estos están hechos con subproductos animales, almidones y aditivos, cocido a altísimas temperaturas y con una composición que no respeta la fisiología del animal.

Esto sucede porque en la carrera de veterinaria apenas recibimos formación en nutrición de perros y gatos y muchas de las clases están patrocinadas por marcas de pienso.

La nutrición es una especialidad, igual que la dermatología o la traumatología. Si un veterinario no tiene formación en ello, lo responsable sería derivar a un compañero especializado.

2. Hidratación: la gran olvidada

El segundo punto clave es la humedad del alimento.

El pienso es un alimento seco. Muy seco. El organismo se ve obligado a compensar utilizando agua interna del cuerpo para poder digerirlo. El estómago debe hidratar ese alimento antes de procesarlo y ese esfuerzo extra sobrecarga el aparato digestivo y renal.

Además, el pienso permanece más tiempo del deseado en el estómago, alterando el pH y el equilibrio digestivo, lo que afecta a los tramos posteriores del intestino y genera problemas de absorción, fermentaciones, disbiosis...

Los animales necesitan hidratación en su alimento, igual que la tendrían si comieran presas en la naturaleza o comida real adaptada a su biología.

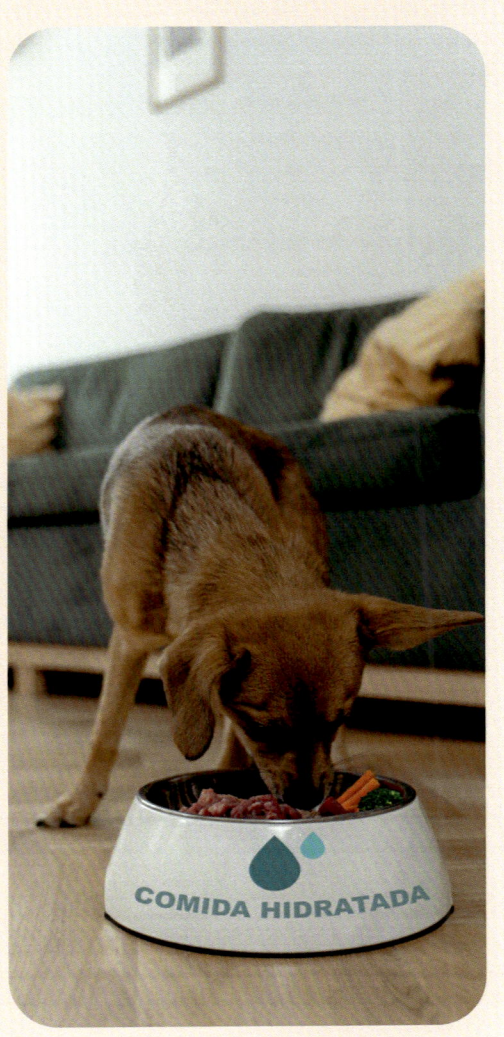

Tercer principio esencial: la distribución de macronutrientes.

La dieta fisiológica del perro y del gato debe contener:

- Alta proporción de proteínas animales de calidad.

- Buen aporte de grasas saludables.

- Pocos carbohidratos (o casi ninguno en el caso de gatos).

Y aquí es donde el pienso falla gravemente.

La mayoría de piensos contienen un porcentaje altísimo de carbohidratos, porque de esta forma se disminuyen los costes de producción, y porque el almidón es necesario para "formar la bolita". Incluso los piensos "grain free" suelen incluir muchísimos hidratos provenientes de legumbres y tubérculos, como guisantes, lentejas o patata.

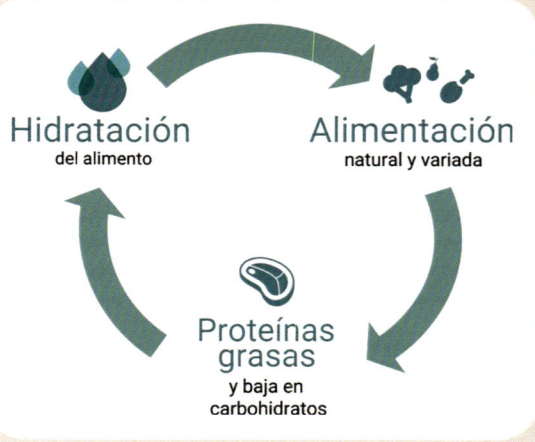

¿Y cuáles son las consecuencias de esta sobrecarga de carbohidratos en nuestros perros y gatos?

- Obesidad.

- Procesos inflamatorios crónicos.

- Dolores articulares y degeneración ósea.

- Trastornos digestivos, intolerancias y alergias.

- Pancreatitis.

- Diabetes.

- Cardiopatías.

- Crisis epilépticas.

- Cáncer.

- Etc.

Todas estas patologías están relacionadas directa o indirectamente con el exceso de hidratos en la dieta.

Una dieta más natural, equilibrada, con menos procesados y más nutrientes reales, no solo previene, sino que puede formar parte activa del tratamiento en muchos de estos casos.

Nota importante sobre los carbohidratos:

Es fundamental no demonizar los carbohidratos de calidad. Si bien en una dieta cruda tipo BARF (con hueso carnoso) para un animal sano los requerimientos son muy bajos, en una dieta cocinada la necesidad de carbohidratos aumenta. Además, determinadas patologías nos obligan a incrementar su aporte, ya que en muchos casos los carbohidratos pueden convertirse en un recurso clave para el control y la gestión de ciertos procesos de enfermedad.

LOS TÓXICOS OCULTOS EN EL PIENSO Y LAS LATAS

Los carbohidratos no vienen solos.

> Junto con la elevada carga de cereales que contienen muchos piensos, llega también una carga tóxica silenciosa que se acumula en el cuerpo del animal con el tiempo.

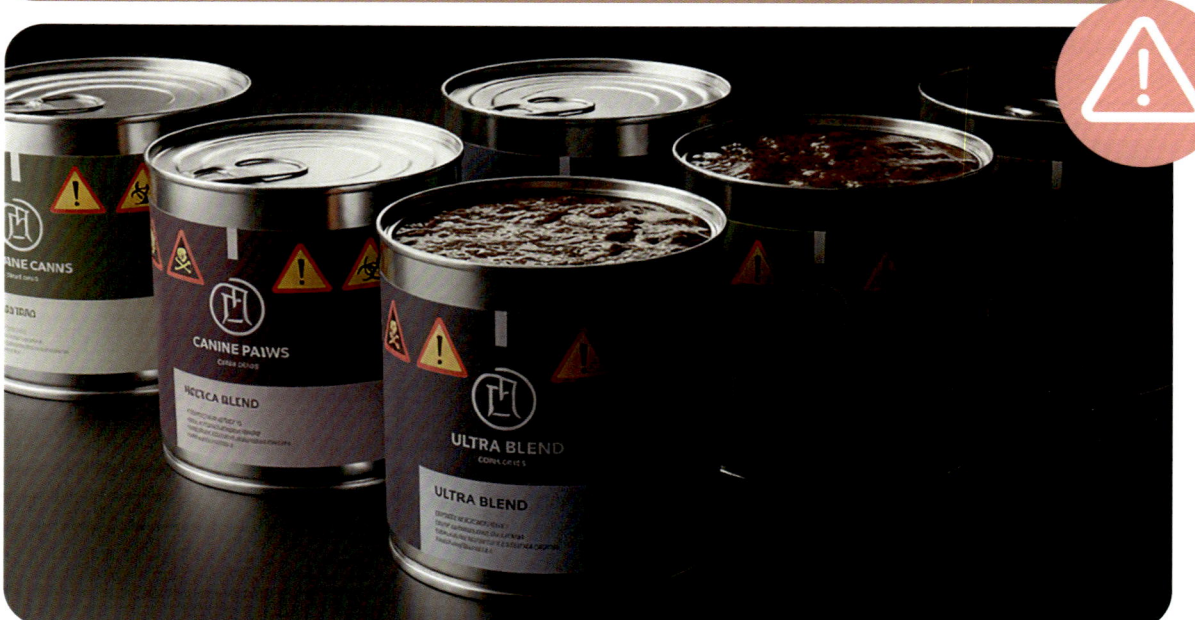

Uno de los principales contaminantes es el **glifosato**, un herbicida muy utilizado en la agricultura, especialmente en cultivos como el trigo, el maíz y la soja. En la Unión Europea se lleva años intentando restringir su uso debido a su relación documentada con cáncer, infertilidad, trastornos neurológicos y enfermedades cardíacas.

En los alimentos destinados a humanos, existen límites máximos permitidos de glifosato, pero incluso dentro de esos límites, el efecto acumulativo del consumo a largo plazo puede ser perjudicial.

Lo más alarmante es que un estudio realizado con piensos comerciales determinó que los animales estaban ingiriendo entre 4 y 12 veces más glifosato que nosotros.

También se detectan **micotoxinas,** toxinas producidas por hongos que crecen en los cereales mal almacenados.

Un estudio sobre 38 piensos del mercado europeo halló cinco géneros diferentes de hongos y concentraciones significativas de micotoxinas.

Y aunque los niveles no superen los máximos legales, su ingesta continua puede dañar lentamente la salud de los animales.

Los cereales más problemáticos son el maíz, trigo, arroz, soja y girasol. Incluso en piensos sin cereales, el riesgo puede seguir presente.

En las latas comerciales también se encuentran estos tóxicos, en mayor o menor medida, y además sumamos otro problema grave: los **disruptores endocrinos.**

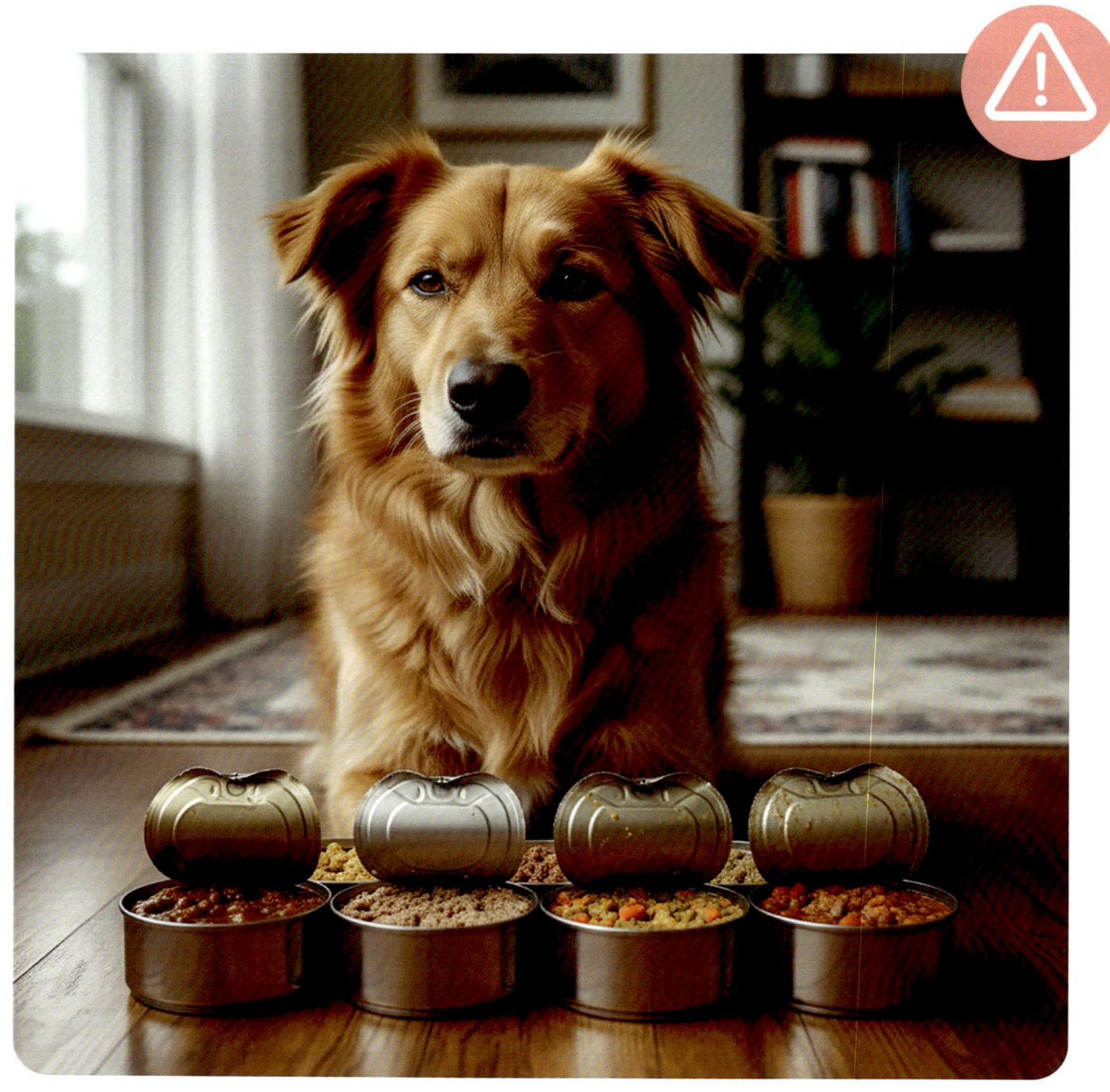

Muchos envases de comida húmeda están recubiertos con bisfenoles (como el BPA), compuestos químicos que alteran el sistema hormonal y están relacionados con problemas de tiroides, fertilidad, inmunidad y cáncer.

En gatos, el impacto es claro. Estudios han determinado que la prevalencia de hipertiroidismo es mayor en animales alimentados exclusivamente con latas. Se ha relacionado esta enfermedad con la acumulación de bisfenoles y otras toxinas provenientes de los envases.

CÓMO MINIMIZAR RIESGOS SI SE USAN PIENSOS O LATAS

- No comprar productos próximos a su fecha de caducidad.

- No adquirir sacos grandes si tienes perro pequeño o gato, ya que vas a tardar mucho en consumir todo el alimento.

- Mantener el pienso en su saco original, cerrado herméticamente. Puedes utilizar pinzas especiales y almacenar el saco dentro de un recipiente.

- Guardarlo lejos de la luz, el calor y la humedad.

- Priorizar comida húmeda en envases de cristal o latas **sin BPA** (aunque estas latas tendrán otros tóxicos) y no usarlas como base única de alimentación.

Los piensos extrusionados (la mayoría) se fabrican a temperaturas de entre 120° y 200° C, lo que provoca:

- Pérdida de nutrientes, que se compensa con aditivos sintéticos.

- Formación de compuestos tóxicos (neurotóxicos y carcinogénicos) como:

  - **Acrilamidas** provenientes de los carbohidratos.

  - **Aminas heterocíclicas** e **hidrocarburos aromáticos policíclicos**, que se forman al cocinar proteínas a alta temperatura.

Estudios con animales alimentados con estos compuestos muestran altas tasas de tumores: mama, colon, hígado, pulmón, piel, próstata, leucemia...

Una alternativa algo mejor son los piensos prensados en frío, elaborados a unos 75 °C, que conservan más nutrientes y generan menos tóxicos, aunque siguen siendo productos procesados y poco hidratados.

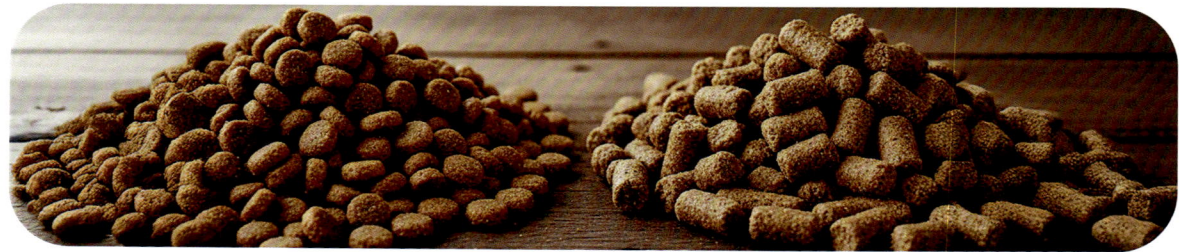

A la izquierda, pienso extrusionado a altas temperaturas. A la derecha, pellets prensados en frío.

MODALIDADES DE ALIMENTACIÓN EN LA ACTUALIDAD

Hoy en día existe un abanico amplio de formas de alimentar a nuestros compañeros animales. Algunas son fisiológicamente adecuadas, otras simplemente no lo son. Recordemos que no es lo mismo alimentar que nutrir un organismo.

Empezando por las que no son recomendables desde un punto de vista nutricional ni biológico, nos encontramos con los ultraprocesados, es decir, los piensos y las latas industriales. Ya hemos hablado de ellos: presentan una gran carga tóxica, están fabricados con materias primas de bajo interés nutricional y contienen porcentajes muy elevados de carbohidratos. A pesar de ello, dominan el mercado y siguen siendo recomendados desde muchas clínicas.

Dentro del mundo de la alimentación procesada hay diferentes presentaciones: extrusionados (los más comunes), prensados en frío, deshidratados o liofilizados... Y otros formatos nuevos que seguro irán apareciendo en el mercado.

Aun así, por mucho que cambie la tecnología, el problema está en el origen de los ingredientes y el desequilibrio nutricional que conllevan.

A continuación, tenemos la alimentación natural, que puede ser cruda o cocinada. Esta se pude comprar ya hecha y embolsada o prepararla uno mismo en
casa. Esta sería la opción saludable y fisiológica para nuestros perros y gatos.
Pero no se trata solo de dar alimentación natural. Se trata de dar una alimentación que se adapte a las necesidades individuales del animal y que esté bien
elaborada y formulada.

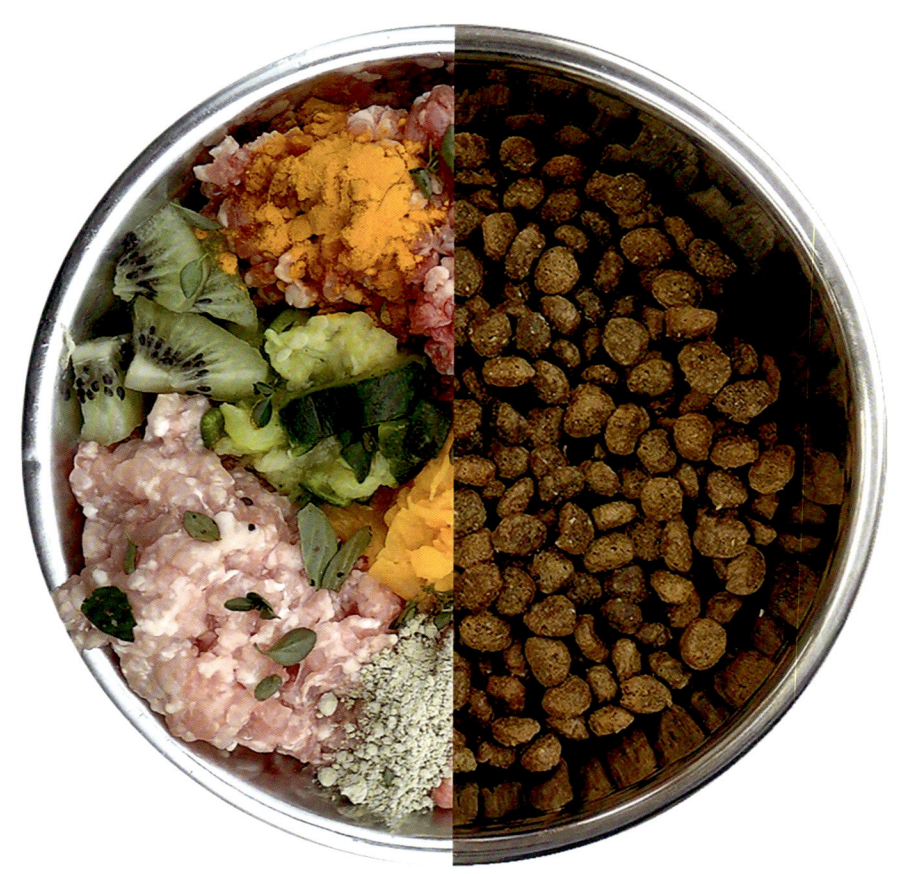

Cuando hablamos de alimentación fisiológica, hablamos de dietas naturales. Pero no todas las dietas naturales sirven para todos los animales, y esto es clave.

Tenemos diferentes modelos de alimentación natural y la elección de la más adecuada debe hacerse según la fisiología, edad, estado de salud y tolerancia del animal.

Por desgracia en consulta me encuentro continuamente con casos como este: animales con problemas de salud a pesar de estar alimentados con comida natural. ¿Por qué? Porque no toda dieta natural es correcta. Algunos animales que no digieren ciertos ingredientes, necesitan procesos específicos (como cocinado o triturado), o requieren restricciones especiales.

Hoy en día encontramos en el mercado muchas dietas congeladas, crudas o cocinadas, que se venden como alimentación natural "completa". Sin embargo, la realidad es que una gran parte de estos productos tienen composiciones nutricionales inadecuadas, ya sea por exceso de algunos nutrientes o, sobre todo, por deficiencias importantes. No basta con que el producto sea "natural" o "casero".

Es fundamental saber qué ingredientes se están usando, qué criterios nutricionales se aplican y si se ha efectuado un análisis real del producto final. En España, la mayoría de estas dietas comerciales naturales no cumplen los requisitos nutricionales necesarios para considerarse completas. Existen algunas excepciones que pueden utilizarse con criterio, en función del estado del animal y sus necesidades concretas. Por eso, incluso cuando se opta por una dieta comercial natural supuestamente completa, recomiendo siempre consultar con un veterinario nutricionista especializado.

En consulta veo constantemente animales alimentados con este tipo de productos que, al hacerles **perfiles nutricionales específicos,** presentan grandes carencias. Estas deficiencias no las veremos reflejadas en una analítica rutinaria. Un hemograma o una bioquímica estándar no van a mostrar deficiencias hasta que el daño ya está hecho. Hallaremos entonces un riñón afectado, un hígado disfuncional, una tiroides alterada... cuando la enfermedad ya está presente.

Lo verdaderamente preventivo es realizar analíticas nutricionales completas, donde se evalúan vitaminas, minerales y otros marcadores clave.

Y en casi el 100% de los casos de animales que se alimentan con productos comerciales naturales mal formulados, aparecen deficiencias que, antes o después, derivan en problemas de salud.

En resumen...

En teoría, deberían ser la alternativa ideal al pienso... pero muchas marcas:

- Usan ingredientes baratos de calidad dudosa.

- No garantizan el aporte completo de micronutrientes (vitaminas, minerales y oligoelementos).

- Las proporciones de proteínas, grasas y carbohidratos no se adaptan a la mayoría de las necesidades de los animales.

- No informan claramente de la composición real.

- No hacen análisis del producto final.

Y aunque haya marcas que trabajan correctamente, ninguna es 100% completa por sí sola desde mi experiencia. Por ello, en animales sanos suelo recomendar una rotación entre varias marcas (para los tutores que no pueden o no quieren preparar la alimentación natural ellos mismos), añado alimentos complementarios y también una suplementación estratégica que equilibre las carencias.

MODELOS DE ALIMENTACIÓN NATURAL

Podemos dividir las dietas naturales en dos grandes grupos:

Dietas cocinadas (No deben contener huesos, tampoco triturados)

- Con vísceras.

- Sin vísceras.

Dietas crudas

- Con vísceras y huesos.

- Sin vísceras y/o sin huesos.

(Algunas versiones son trituradas, otras con piezas enteras)

Cada una de estas opciones tendrá sus ventajas, limitaciones y necesidades de suplementación distintas.

Cuanto menos procesado esté un alimento, más nutrientes conservará y menos necesidad de suplementa-

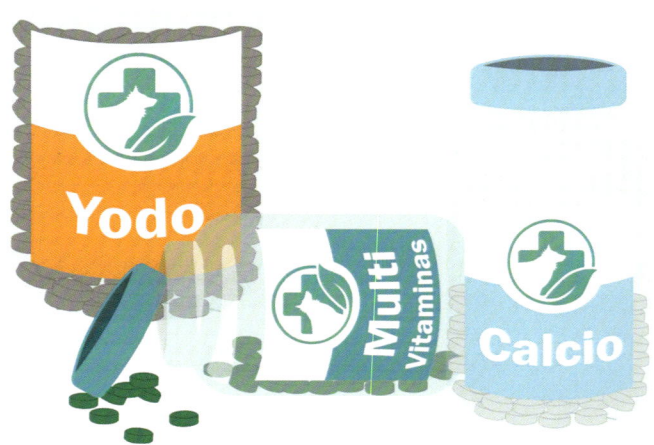

ción. Pero no por eso es ideal para todos los animales. Un perro con enfermedad gastrointestinal puede no tolerar bien los crudos y un cachorro tiene unas necesidades en crecimiento diferentes de las de un adulto. Cada caso es diferente y por eso siempre insisto en que es necesario un buen asesoramiento en nutrición.

Un consejo final: la importancia de las analíticas nutricionales

Quiero cerrar este capítulo con un recurso que considero esencial para todos los tutores responsables: las analíticas de control.

Muchas personas ya solicitan analíticas rutinarias para sus compañeros animales, y esa es una gran iniciativa. Las hematologías y bioquímicas generales constituyen una herramienta valiosa para comprobar el estado general de salud: verificar los niveles de glóbulos rojos, glóbulos blancos, las funciones hepática y renal, entre otros parámetros. No obstante, me gustaría señalar con claridad un problema: estas analíticas solo muestran alteraciones cuando el órgano ya está afectado.

Es decir, si el riñón aparece alterado, es porque ya hay daño. Si la función hepática está fuera de rango, es porque ya existe un grado de enfermedad. Por tanto, si realmente queremos prevenir, necesitamos ir un paso más allá.

Lo que propongo, especialmente en animales que siguen dietas naturales (pero también en animales que comen pienso), es realizar analíticas nutricionales específicas, donde se evalúan los niveles de nutrientes clave. Con el tiempo y la experiencia he aprendido que, dependiendo del tipo de alimentación, aparecen siempre ciertos patrones de deficiencia. Por esa razón, en mi práctica clínica evalúo parámetros como:

- Vitamina D (25-OH).
- Vitamina A.
- Zinc.
- Cobre.
- Magnesio.
- Vitamina B12 y B9.
- Etc.

Hay una que quiero destacar de forma especial: **la vitamina D.**

En casi el 100% de los animales que evalúo —independientemente de si comen pienso, BARF, cocinado o dieta mixta— encuentro deficiencia de vitamina D. Hecho que me parece extremadamente preocupante. Esta vitamina no solo afecta al sistema musculoesquelético; está ampliamente demostrado que tiene implicaciones en la función inmunológica, el sistema renal, el endocrino, el cardiovascular y en la regulación general del organismo.

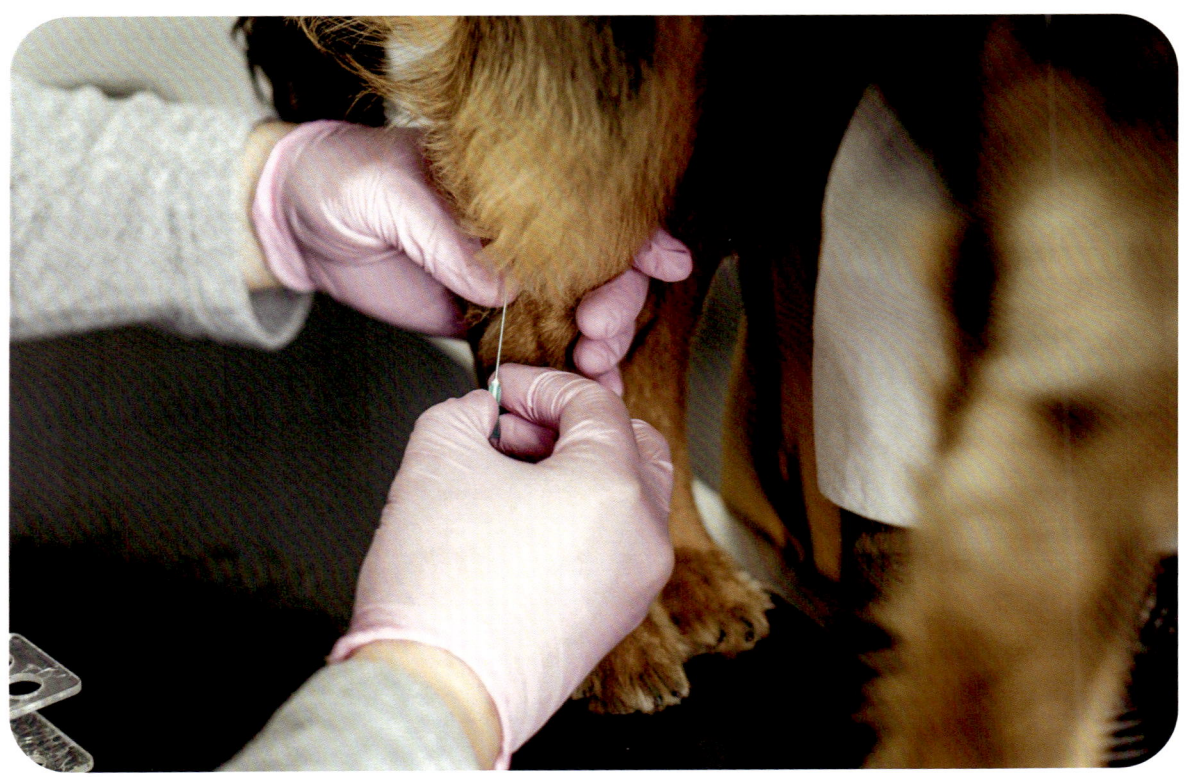

Un punto clave que muchos tutores desconocen es que, a diferencia de los humanos, **los perros y gatos no pueden sintetizar vitamina D a través de la exposición solar**. Su piel carece de la capacidad para convertir los rayos UVB en vitamina D de forma efectiva. Esto significa que la única fuente real de vitamina D para ellos es la dieta. Por eso es tan importante asegurarse de que su alimentación —sea natural o comercial— esté correctamente formulada y equilibrada en este nutriente. Una dieta deficiente en vitamina D, especialmente si no está bien suplementada o diseñada por un profesional, puede llevar fácilmente a niveles insuficientes que, como hemos mencionado, tienen efectos sistémicos a medio y largo plazo.

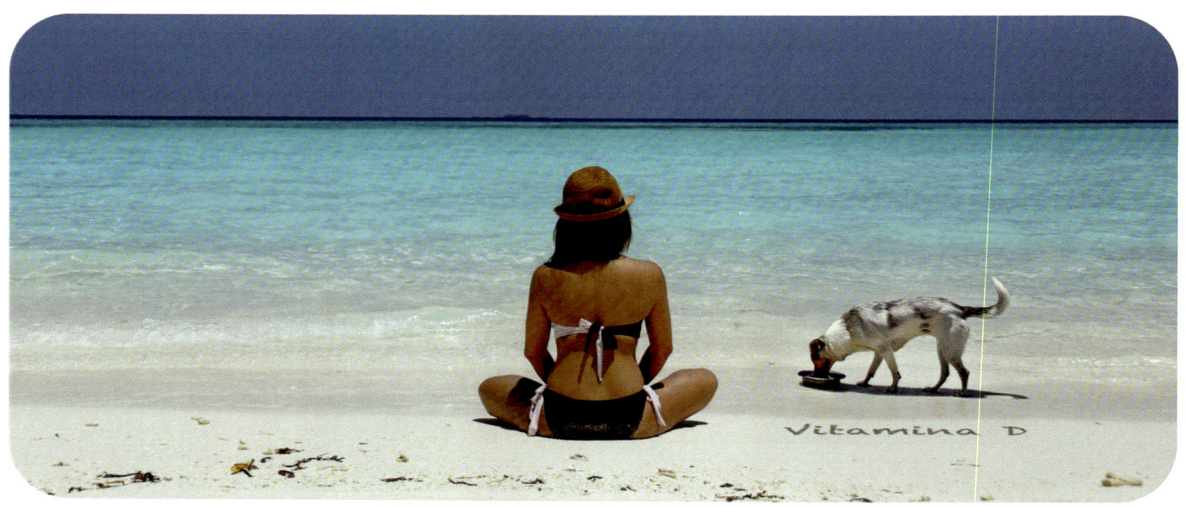

A diferencia de los humanos, que podemos sintetizar vitamina D a través de la exposición solar, perros y gatos dependen casi exclusivamente de la alimentación para obtenerla.

Y aquí viene un detalle muy importante: los rangos de referencia que aparecen en los informes de laboratorio no siempre están actualizados según los estándares de salud óptima. Muchos laboratorios manejan valores de referencia demasiado bajos, lo que lleva a errores de interpretación por parte de veterinarios que no están familiarizados con este parámetro.

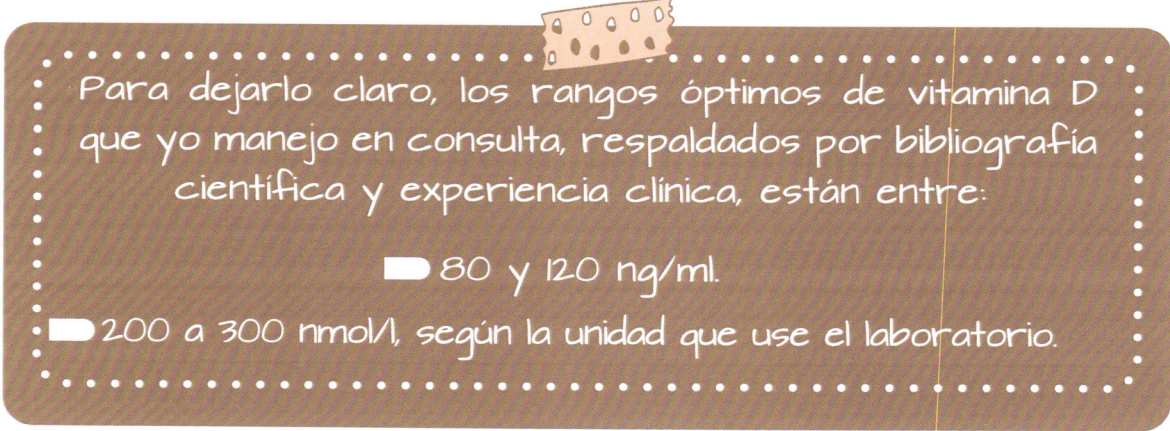

Para dejarlo claro, los rangos óptimos de vitamina D que yo manejo en consulta, respaldados por bibliografía científica y experiencia clínica, están entre:

- 80 y 120 ng/ml.
- 200 a 300 nmol/l, según la unidad que use el laboratorio.

Y dentro de ese rango, el objetivo puede variar en función del estado del animal: no es lo mismo un cachorro, que un adulto, que un animal con patología crónica.

Así que, si te quedas con un consejo práctico de este capítulo, que sea este: no esperes a que el cuerpo enferme para actuar.

Apliquemos la nutrición natural adaptada para prevenir enfermedades y realicemos controles específicos de nutrientes. Son herramientas eficaces de la medicina preventiva. Y puede marcar la diferencia entre una vida simplemente normal y una vida larga, vital y saludable.

Quiero remarcar que no se trata de señalar ni de imponer. Cada familia tiene su realidad y eso incluye sus posibilidades económicas, el tiempo disponible y el número o tamaño de animales a cargo. No es lo mismo cuidar a un gato que vive solo en casa, que alimentar a cinco perros grandes. Por eso, este capítulo no busca generar culpa, sino ofrecer información para que tomes decisiones más conscientes. Lo ideal siempre será una alimentación 100% natural y adaptada, pero entre el pienso ultraprocesado y una dieta perfectamente formulada, existen muchos matices. Podemos mejorar el pienso que damos, complementar con alimentos frescos, introducir nutrientes clave o aplicar estrategias detox periódicas que ayuden a compensar desequilibrios. No todo es blanco o negro. Siempre hay algo que se puede hacer mejor, sin importar desde dónde se empiece.

CAPÍTULO 3

VACUNAS Y ANTIPARASITARIOS: PROTEGER SÍ, PERO NO A CUALQUIER PRECIO

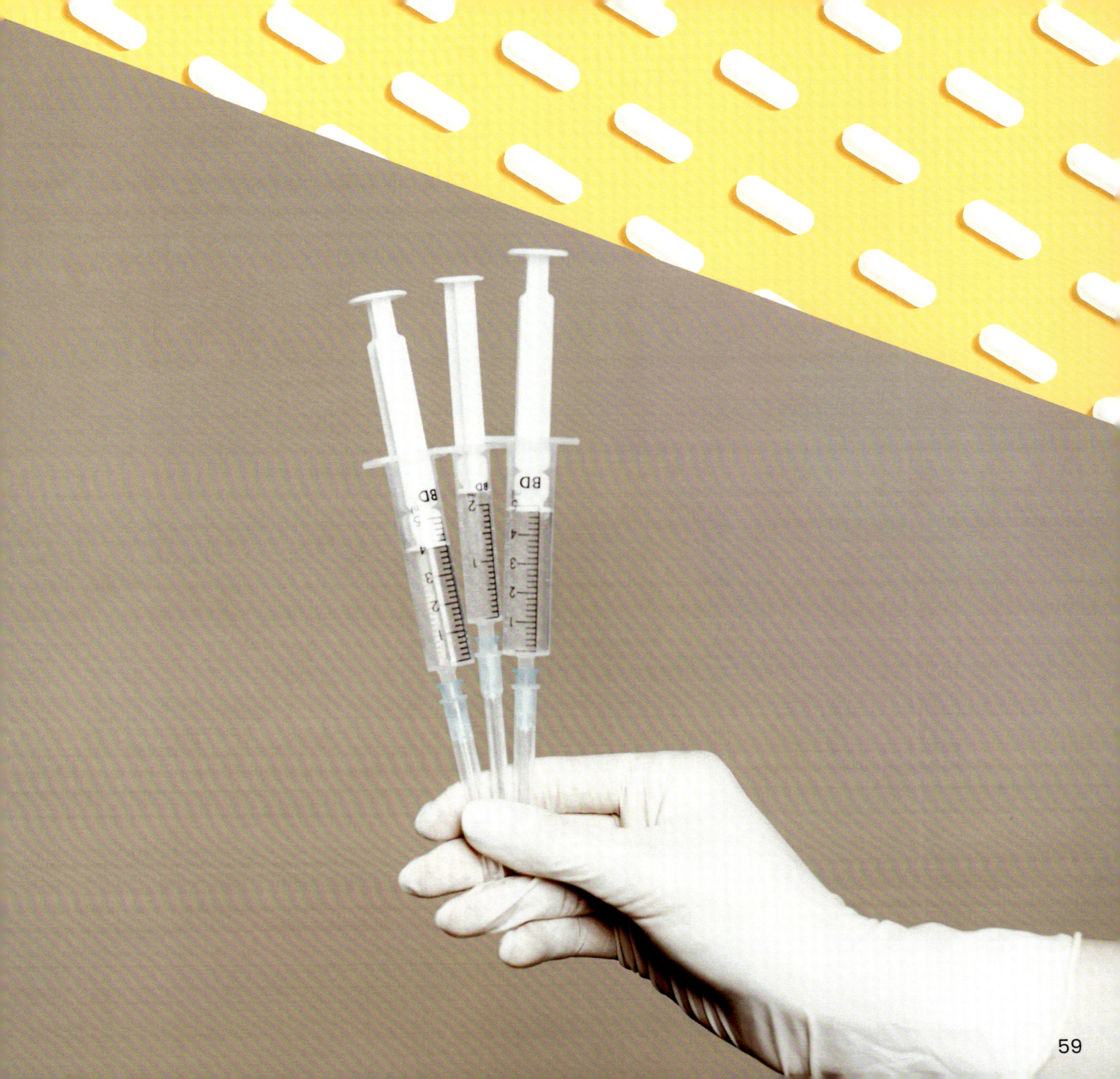

VACUNACIÓN: INFORMACIÓN IMPRESCINDIBLE

Es fundamental comenzar aclarando algunos conceptos básicos que, aunque suelen darse por asumidos, no siempre se comprenden en profundidad.

¿QUÉ ES UNA VACUNA Y CÓMO FUNCIONA?

Una vacuna es un preparado biológico diseñado para estimular el sistema inmunológico del animal. Se introduce en el organismo una forma inactivada, atenuada o recombinante del agente infeccioso (o partes de él) para que el cuerpo lo reconozca y genere **anticuerpos específicos**. De este modo, se crea una memoria inmunológica que permitirá que, si el animal se expone a la enfermedad real, su sistema inmune responda con rapidez y eficacia.

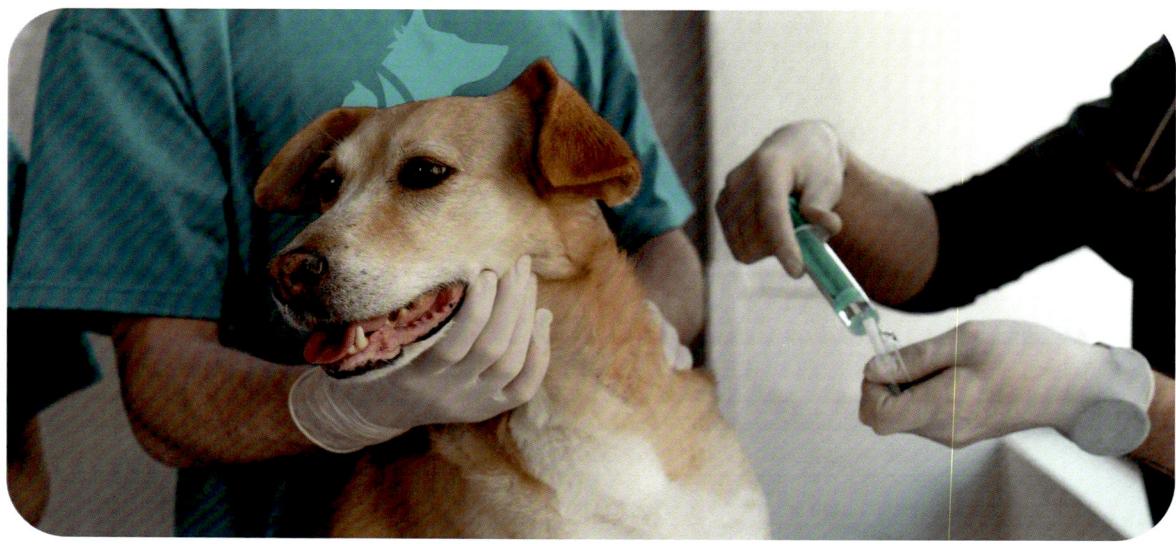

Esto es muy distinto de lo que ocurre, por ejemplo, con productos usados para la prevención de la filaria (gusano del corazón). Aunque a menudo se dice coloquialmente que se "vacuna de filaria", en realidad no es una vacuna. Lo que se administra en esos casos es un antiparasitario (como moxidectina) microencapsulado que se libera de forma lenta, pero no genera anticuerpos ni memoria inmunitaria. Por eso es importante no confundir términos: una vacuna protege a través del sistema inmune, un antiparasitario actúa de forma química.

TIPOS DE VACUNAS: OBLIGATORIAS, ESENCIALES Y NO ESENCIALES

No todas las vacunas tienen el mismo nivel de prioridad. En medicina veterinaria, se clasifican en tres grandes grupos:

- **Vacunas obligatorias:** Dependen de la legislación de cada país o comunidad autónoma. En España, por ejemplo, la vacuna de la rabia es obligatoria en muchas regiones.

- **Vacunas esenciales (*core*):** Son aquellas que deben administrarse a todos los animales porque protegen frente a enfermedades graves, frecuentes y con alta mortalidad.

  - En perros: moquillo, parvovirosis, hepatitis canina.

  - En gatos: panleucopenia, calicivirus, herpesvirus.

Vacunas no esenciales (*no core*): Solo se administran si el animal tiene un riesgo real de exposición, y dependen del estilo de vida, zona geográfica y contactos.

Ejemplos: leptospira, parainfluenza, bordetella, leishmania, clamidia, virus de la leucemia felina...

Muchas de estas se inyectan de forma rutinaria sin valorar si son verdaderamente necesarias en ese animal en concreto.

EL PROBLEMA DE LA SOBREVACUNACIÓN

Durante años se ha implantado la costumbre de vacunar anualmente a todos los animales de forma automática. Esta práctica, además de innecesaria en muchos casos, tiene consecuencias negativas para la salud del animal.

Vacunar no es un acto neutro. Las vacunas contienen no solo el antígeno, sino también adyuvantes, conservantes y excipientes que pueden provocar efectos secundarios. Estos van desde reacciones leves (letargia, fiebre, inflamación local) hasta problemas más graves como:

- Reacciones alérgicas.
- Trastornos autoinmunes.
- Disfunciones inmunológicas.
- Inflamación crónica.
- Sarcomas en el punto de inyección en gatos, un tipo de cáncer agresivo relacionado directamente con algunas vacunas.

RECOMENDACIONES OFICIALES Y EVIDENCIA CIENTÍFICA

La WSAVA (World Small Animal Veterinary Association) y los propios prospectos de las vacunas dejan claro que:

"Para las vacunas esenciales como moquillo, hepatitis y parvovirus en perros y panleucopenia en gatos no se recomienda revacunar con más frecuencia que cada tres años una vez completado el protocolo inicial."

Esta recomendación está extraída del documento oficial: Pautas para la vacunación de perros y gatos 2024 – compilado por el Grupo de Directrices de Vacunación (GDV) de la Asociación Mundial de Veterinarios de Pequeños Animales (WSAVA).

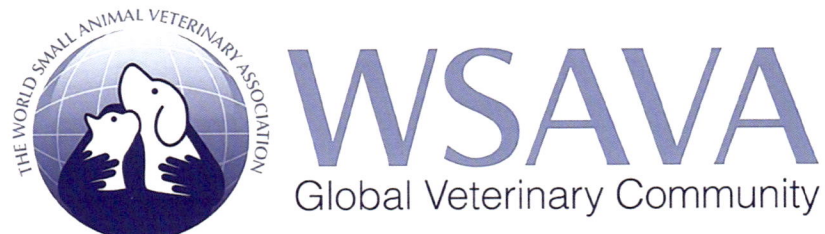

Esto se basa en numerosos estudios que demuestran que muchos animales mantienen inmunidad sólida durante años tras haber recibido correctamente su serie de vacunas de cachorro.

LA DOSIS ÚNICA: UNA PRÁCTICA A REVISAR

Uno de los aspectos más absurdos, pero comúnmente aceptados es que se administra la misma dosis de vacuna a un chihuahua de 2 kg que a un gran danés de 60 o 80 kg. No se ajusta la cantidad de antígeno al tamaño del animal.

Esto es especialmente preocupante. Si una dosis es suficiente para inmunizar a un animal de gran tamaño, ¿qué impacto tiene esa misma dosis en un animal muy pequeño? La respuesta es simple: un efecto desproporcionado, con mayor riesgo de efectos adversos. Este enfoque generalizado no tiene sentido desde el punto de vista biológico ni inmunológico y debe cuestionarse.

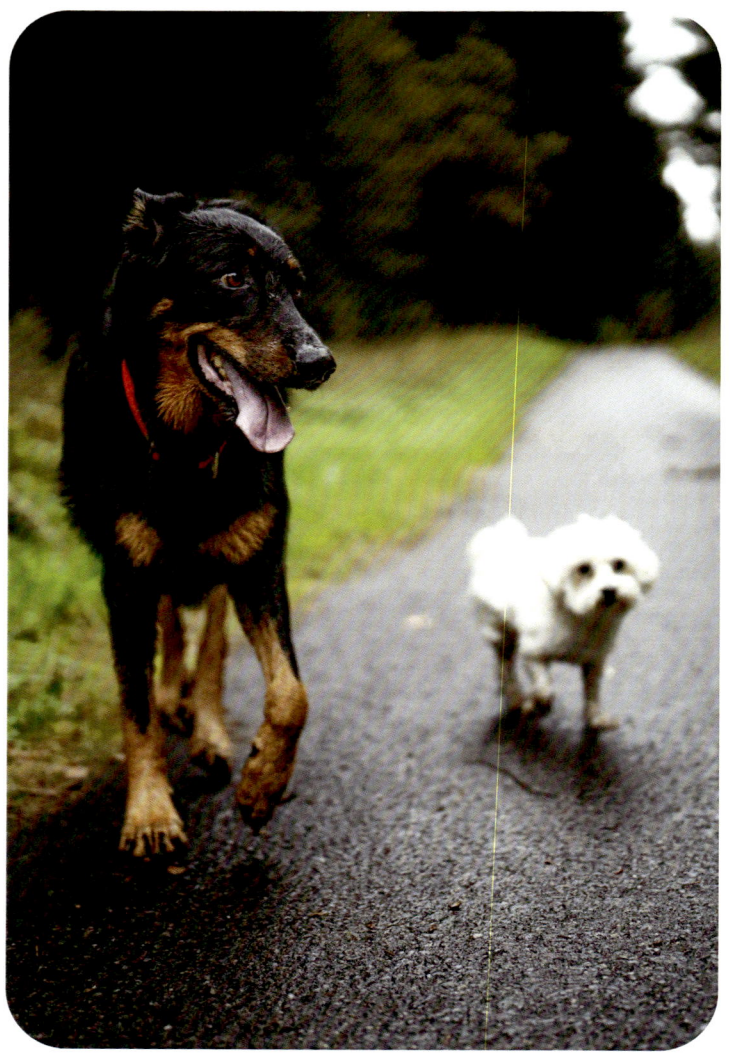

¿CÓMO SABER SI MI ANIMAL ESTÁ PROTEGIDO?

La solución existe y es accesible: medir los anticuerpos mediante una prueba conocida como titulación.

Con un simple análisis de sangre se puede comprobar si el animal conserva inmunidad frente a enfermedades como moquillo, hepatitis o parvovirosis en perros. Y panleucopenia, herpesvirus y calivirus felino en gatos. Si los niveles son adecuados, no hay necesidad de revacunar.

Esto permite:

- Saber si la inmunidad sigue activa.

- Evitar revacunaciones innecesarias.

- Prevenir sobrecarga del sistema inmune.

- Individualizar la medicina preventiva.

En la mayoría de los casos, los animales correctamente vacunados de cachorros mantienen anticuerpos protectores durante muchos años. Algunos durante toda su vida.

Todos los veterinarios pueden solicitar esta prueba. Solo es necesario extraer una muestra de sangre y enviarla a un laboratorio para analizar los títulos de anticuerpos vacunales. Es un procedimiento sencillo, no invasivo y cada vez más habitual. Además, hoy en día muchos centros cuentan con test rápidos en la propia clínica, comercializados en España bajo el nombre de *VacciCheck*, disponibles tanto para perro como para gato. En estos casos, basta con unas pocas gotas de sangre y en minutos se obtiene el resultado. Es una herramienta muy útil para tomar decisiones responsables y evitar revacunaciones innecesarias. Pregunta a tu veterinario si dispone de esta opción o si puede gestionarla.

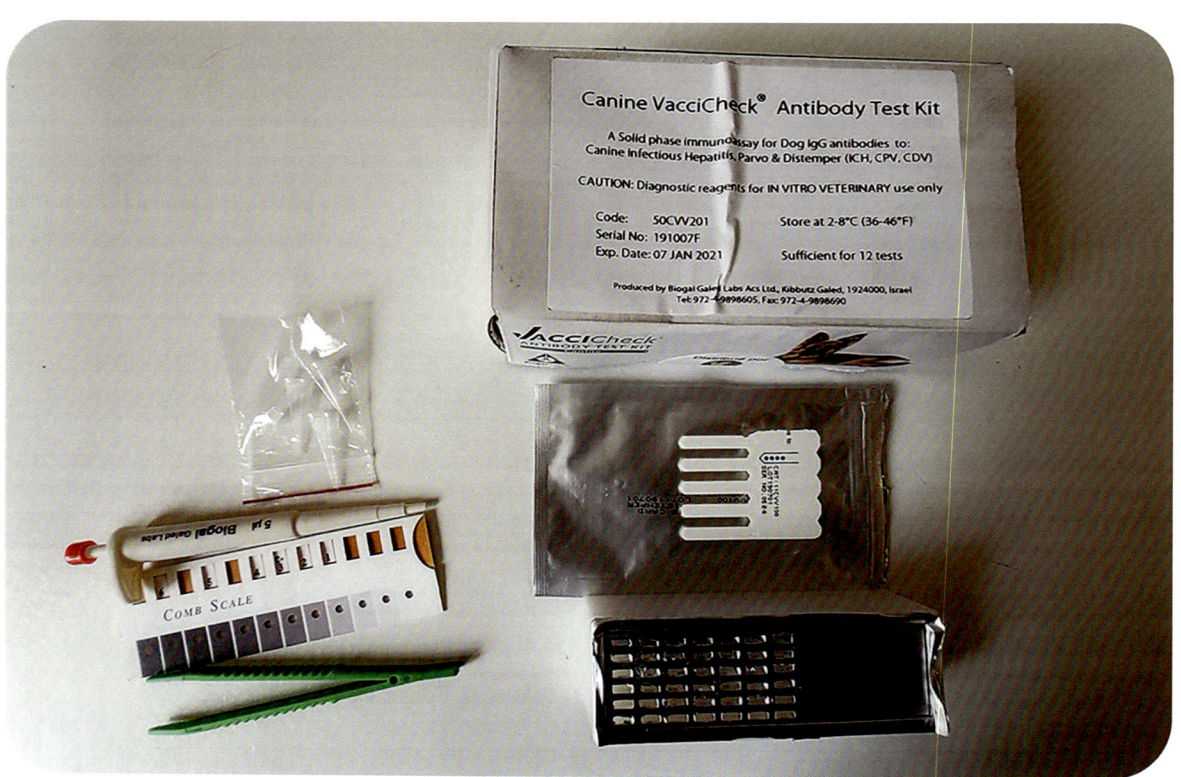

VACUNAR SÍ, PERO CON CRITERIO

Vacunar es una herramienta fundamental de la medicina preventiva, pero no debe aplicarse en piloto automático ni como una rutina ciega.

Vacunar con conciencia es entender que:

- No todos los animales necesitan lo mismo.

- No todos deben revacunarse cada año.

- Hay factores clave: peso, edad, entorno, historial...

- Hay herramientas diagnósticas disponibles para ajustar la prevención.

Y, sobre todo, que la prevención también consiste en evitar tratamientos innecesarios. Porque cuidar la salud es tanto hacer lo que el animal necesita, como evitar lo que no.

DESPARASITACIÓN INTERNA: ENTRE LA RUTINA Y LA NECESIDAD REAL

Uno de los aspectos más normalizados —y menos cuestionados— en la práctica veterinaria convencional es el uso sistemático de antiparasitarios internos. Se prescriben de manera rutinaria, cada tres meses normalmente, a todos los animales por igual, independientemente de su estilo de vida, su estado de salud o su nivel de exposición a parásitos.

Pero esta práctica es una forma de sobremedicación que tiene un coste real para la salud del animal.

Es imprescindible conocer cómo funcionan estos fármacos para entender que no tiene demasiado sentido el uso que se está haciendo en la actualidad.

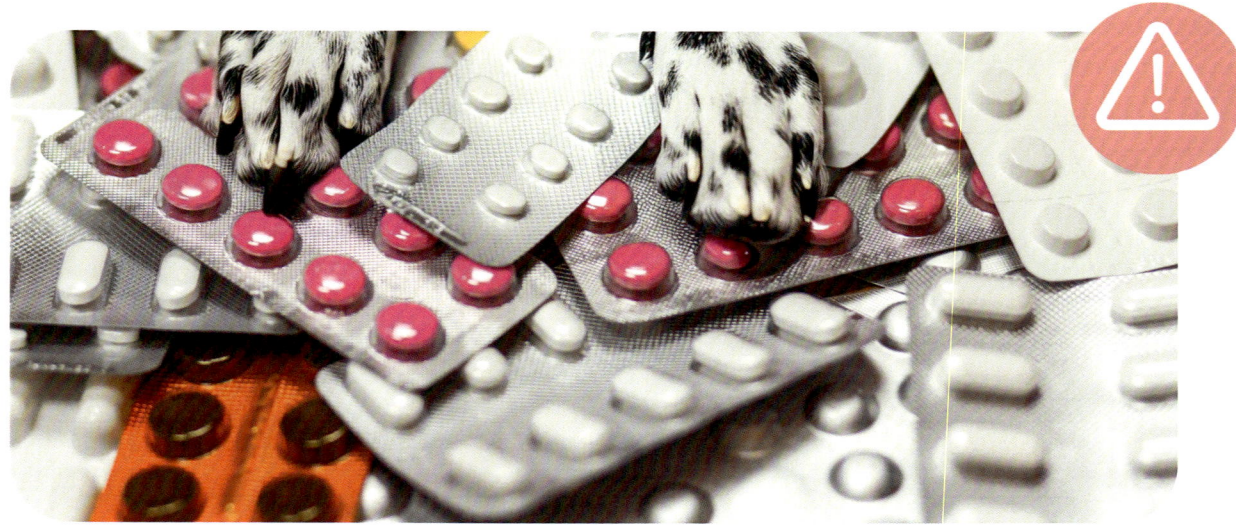

Cuando damos una pastilla para eliminar parásitos intestinales, no estamos protegiendo al animal durante un periodo de tiempo determinado. No estamos generando inmunidad ni previniendo infecciones posteriores. Simplemente estamos eliminando los parásitos que pueda tener en ese momento. Al día siguiente, si ese mismo animal entra en contacto con heces infectadas, comida contaminada o un entorno parasitado, volverá a infectarse. No hay ningún efecto preventivo real tras la toma del medicamento.

Entonces, ¿tiene sentido dar estos fármacos "por si acaso", cada cierto tiempo, sin saber si el animal está parasitado? No. No tiene ninguna lógica. Y sí tiene riesgos.

Estos antiparasitarios no son inocuos. Están diseñados para eliminar organismos vivos que habitan en el interior del animal, como lombrices o tenias. Para hacerlo, utilizan moléculas activas capaces de alterar el sistema nervioso o las funciones vitales del parásito, provocando su parálisis o muerte. Por ejemplo, algunos actúan bloqueando la transmisión nerviosa del parásito, y otros interfieren en su capacidad de alimentarse o reproducirse.

Y si una sustancia tiene la potencia suficiente como para matar a otro ser vivo dentro del cuerpo de nuestro animal, ¿realmente creemos que no deja huella en su organismo? Aunque están formulados para ser seguros, su uso repetido o innecesario puede alterar la microbiota intestinal, generar inflamación, alergias y/o intolerancias, afectar el sistema inmune e incluso producir efectos secundarios neurológicos.

No se trata de demonizar estos tratamientos -a veces son necesarios-, sino de usarlos con criterio, solo cuando hay un diagnóstico claro, porque el equilibrio también es salud.

La forma más respetuosa de desparasitar a nuestros animales es hacerlo únicamente cuando es necesario. Para saber si realmente necesitan un tratamiento antiparasitario, lo correcto es realizar un coprológico, es decir, un análisis de heces. Esta prueba permite detectar la presencia de parásitos intestinales y decidir con base científica si es preciso tratar o no. De esta manera, evitamos administrar fármacos de forma innecesaria, reducimos el impacto sobre su microbiota y su sistema inmunológico, y actuamos con responsabilidad frente a su salud.

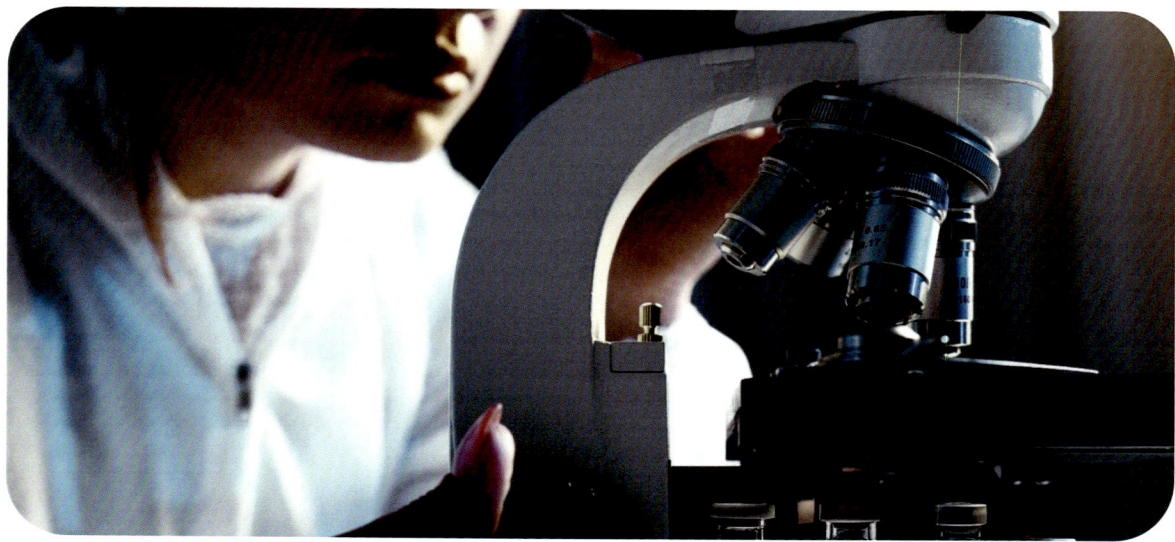

Pero no basta con una sola muestra aislada. Lo ideal es recoger heces de tres días consecutivos, ya que algunos parásitos no se eliminan de forma constante. Estas muestras pueden enviarse a un laboratorio o analizadas por un veterinario capacitado que trabaje con microscopía de calidad.

Una vez se obtiene el resultado del coprológico:

- Si es **POSITIVO**, se prescribe el antiparasitario adecuado según el tipo de parásito detectado.

- Si es **NEGATIVO**, no se administra ningún tratamiento. Se espera al siguiente control.

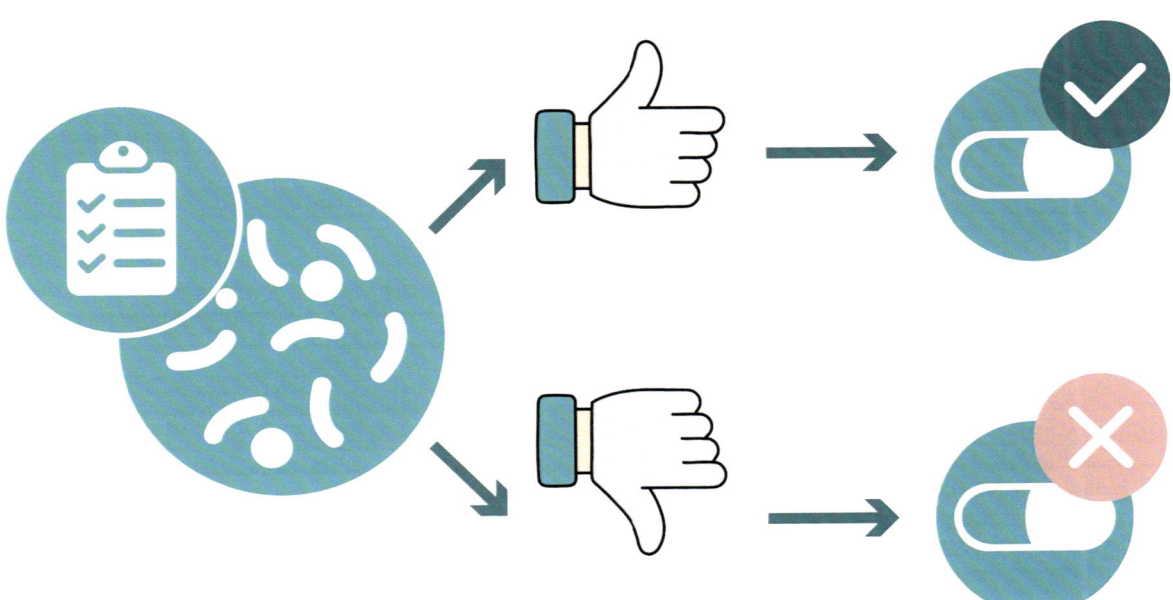

La frecuencia con la que debe repetirse el coprológico depende de distintos factores:

- **EL ESTILO DE VIDA DEL ANIMAL** —no es lo mismo un chihuahua que vive en un apartamento que un perro de campo o de caza.

- **SU COMPORTAMIENTO** —algunos perros tienen más tendencia a comer del suelo, comer heces o carroña.

- **EL ENTORNO SOCIAL** —si convive con niños pequeños, personas inmunodeprimidas o embarazadas, el riesgo zoonótico aumenta.

La clave está en individualizar. No existe un protocolo universal que sirva para todos los animales. Lo que sí debe mantenerse como principio es proteger sin intoxicar. Y para ello es importante dejar de administrar medicamentos de forma sistemática, sin saber si realmente hacen falta.

*Es importante aclarar que todo esto no significa que debamos dejar de desparasitar sin hacer los controles que he explicado más arriba. Algunas enfermedades parasitarias son **zoonóticas**, es decir, pueden transmitirse a las personas y resultar peligrosas, especialmente en determinados contextos. Por eso se ha establecido el protocolo de desparasitación cada tres meses, con la intención de interrumpir en algún momento el ciclo del parásito y evitar riesgos. Pero que este* *protocolo tenga sentido desde una perspectiva preventiva no implica que sea la mejor opción en todos los casos. Hoy en día, contamos con pruebas de laboratorio que permiten personalizar la desparasitación y administrar tratamientos únicamente cuando son realmente necesarios, minimizando así la exposición innecesaria a fármacos sin comprometer la salud del animal ni la del entorno familiar.*

PROTOCOLO DE DESPARASITACIÓN NATURAL

Como medida preventiva —especialmente en animales sanos y bien alimentados—, puede implementarse un protocolo de desparasitación natural. **Este método no sustituye al tratamiento convencional en caso de infestación confirmada,** pero puede ayudar a reducir el riesgo de parasitarse o la carga parasitaria y evitar recurrencias.

Recomiendo el uso de **aceite de semillas de calabaza** de extracción en frio, por su efecto antiparasitario suave, pero efectivo.

POSOLOGÍA:

3 ml por cada 10 kg de peso, una vez al día mezclado con la comida, durante 3 días seguidos.

FRECUENCIA RECOMENDADA:

De los 2 a los 8 meses de edad: realizar el protocolo cada mes, durante 3 días consecutivos, coincidiendo con la luna llena.

A partir de los 8 meses: realizar el protocolo en los equinoccios (21 de marzo y 21 de septiembre) y en los solsticios (21 de junio y 21 de diciembre). Idealmente, hacerlo lo más próximo posible a la luna llena de esas fechas.

Este tipo de enfoque es suave con la microbiota y puede formar parte de una estrategia preventiva. Sin embargo, si el coprológico es positivo o si se observan parásitos en las heces, siempre debe usarse un antiparasitario químico específico, adaptado al tipo de parásito identificado. En esos casos, además, recomiendo dar soporte con **probióticos** durante todo el tratamiento y al menos 10-15 días posteriores, para minimizar el impacto del fármaco sobre la microbiota intestinal.

La desparasitación responsable y adaptada al contexto del animal no solo protege su salud, sino que también respeta su fisiología y equilibra su sistema digestivo e inmune.

DESPARASITACIÓN EXTERNA: PROTEGER SÍ, PERO CON LÓGICA

Pulgas, garrapatas, mosquitos y flebótomos son vectores de enfermedades graves que afectan cada año a miles de perros y gatos. La ehrlichiosis, la leishmaniosis o incluso reacciones alérgicas severas son solo algunos ejemplos de lo que pueden causar estos parásitos.

Lo que me suelo encontrar en consulta es que muchos tutores no saben realmente cómo funciona el antiparasitario que están administrando a su animal. En muchas ocasiones, se está sobremedicando a animales con muy poca exposición real o, por el contrario, se está protegiendo de forma ineficaz a animales con un riesgo elevado.

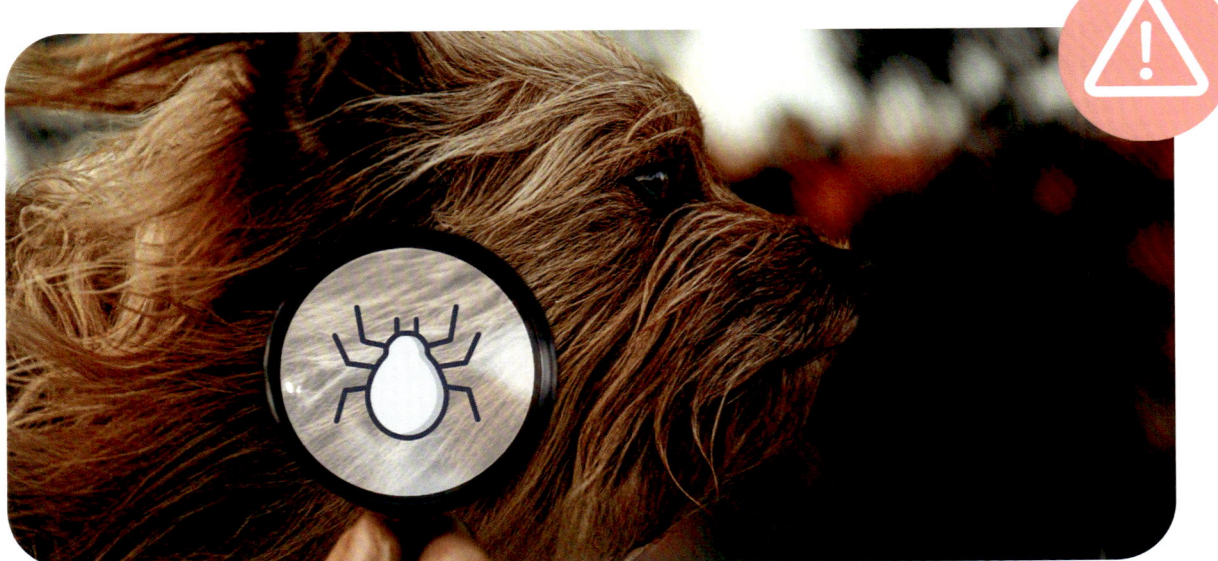

Desde mi experiencia clínica, todo antiparasitario tiene un efecto tóxico sobre el organismo, aunque sea necesario para prevenir enfermedades. Por eso, mi enfoque es siempre usar lo justo y necesario. Me encantaría poder utilizar únicamente productos naturales, sin efectos secundarios, pero la realidad es que en la mayoría de los casos no es suficiente. Algunos animales que viven en entornos muy controlados y con mínima exposición pueden protegerse con productos naturales, pero no es lo habitual.

Siempre que se pueda, priorizo el uso de productos externos como **collares, pipetas o esprays.** Los esprays y collares se mantienen en la superficie del cuerpo del animal y, aunque las pipetas penetran la piel, su impacto no es comparable al de los comprimidos orales.

Con los **comprimidos orales** frente a pulgas y garrapatas, muchas veces parece que estamos matando moscas a cañonazos. Se están administrando a perros cuya única exposición al exterior son paseos de 30 minutos por aceras urbanas, sin apenas contacto con otros animales o vegetación. En estos casos, la exposición es bajísima y el riesgo de infestación es muy bajo. Usar un comprimido oral, con todo lo que implica a nivel sistémico, suele ser innecesario.

En cambio, animales que viven en zonas rurales, con mayor riesgo real, suelen estar perfectamente protegidos con collares, pipetas y en algunos casos esprays adicionales. Hay perros que necesitan solo un collar bien elegido, y otros que requieren más protección en épocas concretas del año o en determinadas zonas geográficas.

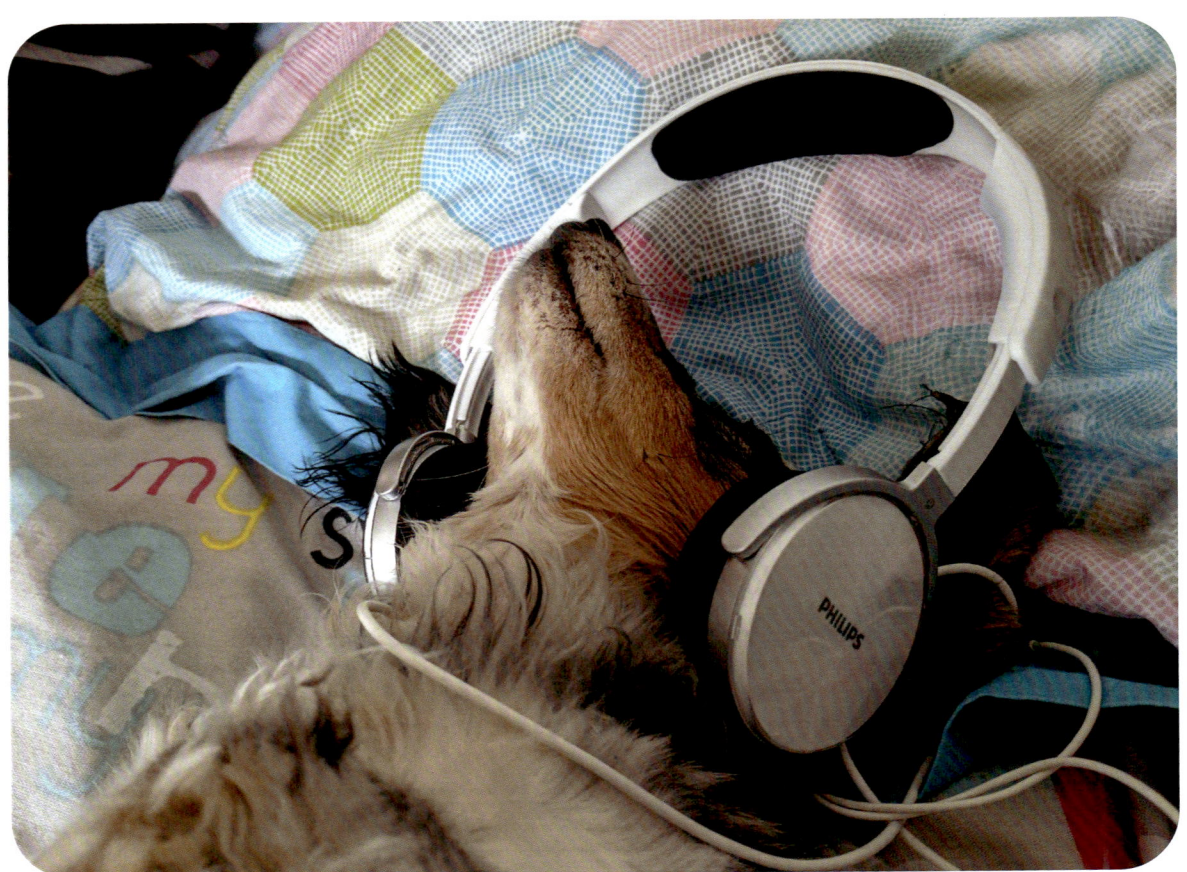

En entornos urbanos, con menor exposición a parásitos, muchos animales pueden necesitar menos antiparasitarios. La clave está en individualizar.

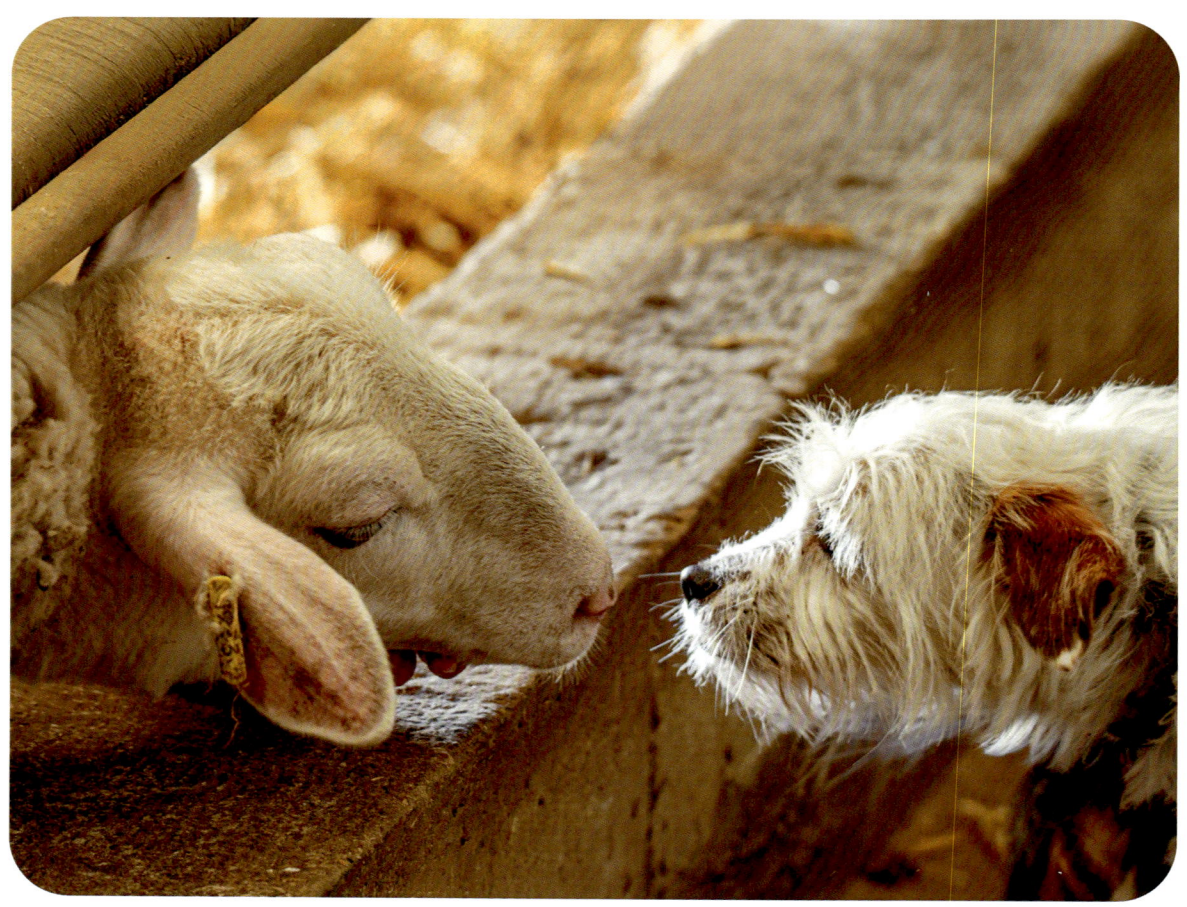

Los animales que viven en zonas rurales, con acceso a campo o ganado, están más expuestos a parásitos. En ellos, el protocolo antiparasitario debe ser más estricto y adaptado a su entorno.

Los efectos secundarios que pueden provocar los comprimidos no siempre se comunican con claridad a los tutores, y a menudo pasan desapercibidos o se atribuyen a otras causas. El problema es que, al tratarse de comprimidos con efecto sistémico, el principio activo circula por todo el organismo durante semanas, afectando no solo a los parásitos, sino también a procesos internos del propio animal.

Se han documentado efectos adversos como:

- Convulsiones.

- Ataxia.

- Cambios de comportamiento.

- Problemas gastrointestinales.

- Alteraciones en la microbiota intestinal.

La alteración de la microbiota es uno de los efectos más frecuentes, lo que puede traducirse en diarreas recurrentes, sensibilidad digestiva o incluso inflamación intestinal crónica. En animales sensibles o ya enfermos, el impacto puede ser aún mayor. Y todo esto sucede, en muchos casos, sin que exista una necesidad real de aplicar el tratamiento. Administrar fármacos potentes de forma sistemática, sin valorar el contexto, la exposición o el estado de salud del animal, no es prevención: es sobremedicación. Y sus consecuencias a medio y largo plazo pueden ser más graves de lo que imaginamos.

ENFERMEDADES TRANSMITIDAS POR GARRAPATAS

Muchos tutores desconocen que no todos los antiparasitarios previenen eficazmente enfermedades como la ehrlichiosis, causada por *Ehrlichia canis* y transmitida por garrapatas (especialmente *Rhipicephalus sanguineus*). Esta infección puede provocar fiebre, anemia, sangrados, pérdida de peso y, si no se detecta a tiempo, puede poner en riesgo la vida del animal.

Un estudio comparó tres antiparasitarios muy utilizados: Advantix® (tópico), NexGard™ (oral) y Bravecto™ (oral).

Los resultados fueron contundentes:

- **Advantix®** bloqueó la transmisión de *Ehrlichia canis* gracias a su acción repelente y por contacto.

- **NexGard™ y Bravecto™** solo ofrecieron protección parcial, ya que requieren que la garrapata pique al animal para ingerir el principio activo y morir.

Además, los productos orales no protegen frente a la leishmania, enfermedad endémica en muchas zonas de España. Por eso, combinar estrategias de protección adaptadas al riesgo real del animal es esencial.

En algunos casos, no basta con una pipeta y es necesario sumar collares o esprays. El objetivo no es aplicar más, sino aplicar mejor.

MENOS PUEDE SER MÁS: AJUSTAR DOSIS Y EVITAR TÓXICOS INNECESARIOS

La mayoría de pipetas vienen en formato estandarizado por franjas de peso (por ejemplo, de 10 a 20 kg o de 40 a 60 kg). Pero si tu perro pesa justo 11 kg o 41 kg, puede estar recibiendo una dosis muy superior a la que necesita realmente. Esto implica una sobreexposición innecesaria a sustancias químicas, que puede evitarse fácilmente.

Revisa siempre el prospecto del producto. En él suele estar especificado cuántos miligramos o mililitros de principio activo hay que aplicar por kilo. Por ejemplo, si el prospecto indica que se deben aplicar 0,1 ml por kilo de peso, un perro de 11 kg necesitaría 1,1 ml. El resto del contenido de la pipeta puedes:

- Guardarlo para otro animal de **la misma especie**, si tienes más de uno.

- O desecharlo adecuadamente si no va a utilizarse.

Ejemplo práctico:

Tienes tres perros de 20 kg. Una pipeta para 60 kg puede servir para los tres si ajustas la dosis con precisión.

Puedes utilizar una jeringuilla para extraer el líquido necesario para cada animal. Recuerda quitar la aguja antes de aplicar el líquido al perro gato.

Importante

No reutilices pipetas abiertas al mes siguiente, podrían perder eficacia.

Nunca compartas pipetas entre especies diferentes. Lo que es seguro para un perro, **puede ser tóxico o letal para un gato**.

Consulta a tu veterinario si tienes dudas para calcular la dosis o aplicarla correctamente.

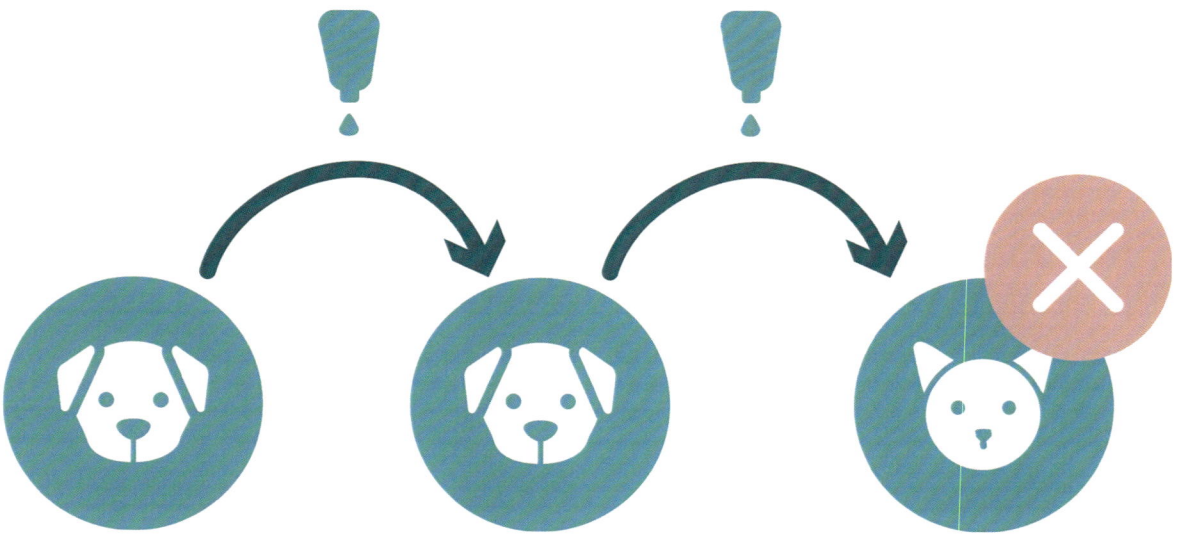

RECETA REPELENTE NATURAL APTO PARA TODA LA FAMILIA

Os comparto una fórmula natural de uso externo, pensada para ser segura y eficaz tanto en **perros** como en **personas**, incluidos **niños mayores de 3 años**. Este tipo de solución puede aplicarse como medida preventiva, especialmente en paseos por zonas de riesgo o durante los meses más cálidos.

INGREDIENTES:

- 2 ml de aceites esenciales AE (ver mezcla recomendada abajo).

- 8 ml de solubilizante (emulsionante natural) o, en su defecto, alcohol de 60°.

- 90 ml de hidrolato de lavanda o agua filtrada.

PREPARACIÓN:

1. Mezclar los aceites esenciales con el solubilizante o el alcohol.

2. Agitar bien para emulsionar correctamente.

3. Añadir el hidrolato o agua y volver a agitar antes de cada uso.

Si no dispones de solubilizante, puedes sustituirlo por 2 ml de champú neutro (sin perfume ni aditivos agresivos). En ese caso, mezcla 2 ml de AE + 2 ml de champú, agita y añade 100 ml de agua filtrada.

Mezcla recomendada de aceites esenciales (2 ml en total):

- 0,6 ml de AE de Geranio rosado (*Pelargonium graveolens*)

- 0,5 ml de AE de Lavanda angustifolia (*Lavandula angustifolia*)

- 0,4 ml de AE de Litsea cubeba (*Litsea cubeba*)

- 0,3 ml de AE de Citronela (*Cymbopogon winterianus*)

- 0,2 ml de AE de Eucalipto limón (*Eucalyptus citriodora*)

Estos aceites se seleccionan por su seguridad y eficacia: tienen acción repelente, son bien tolerados por perros y humanos, y poseen un bajo potencial irritante en las concentraciones utilizadas.

MODO DE APLICACIÓN.

- **EN PERROS:** pulverizar antes del paseo en zonas expuestas (cuello, patas, dorso), evitando ojos y mucosas.

EN PERSONAS: aplicar sobre la ropa o piel expuesta (brazos, piernas), evitando rostro y zonas sensibles.

EN NIÑOS MAYORES DE 3 AÑOS: aplicar siempre sobre la ropa o con precaución en zonas pequeñas de la piel, evitando contacto con cara, manos y mucosas. No utilizar en menores de 3 años sin indicación profesional.

Puede volverse a aplicar cada 3–4 horas si es necesario o después del baño.

Es importante realizar una **prueba de tolerancia**. Antes del primer uso, especialmente en animales con piel sensible o en niños, se recomienda aplicar una pequeña cantidad en una zona reducida para comprobar la tolerancia cutánea.

En el caso de los gatos, por su fisiología hepática, no metabolizan bien muchos aceites esenciales. Aunque algunos profesionales experimentados pueden usar hidrolatos específicos en gatos, **esta fórmula no es apta para ellos.**

Este tipo de preparación, basada en ingredientes naturales y bien tolerados, puede formar parte de un enfoque de prevención no tóxica y respetuosa con la fisiología tanto animal como humana. No pretende sustituir productos farmacológicos en zonas de alta infestación, pero sí puede ser un recurso útil para quienes buscan minimizar la carga química en el día a día sin renunciar a la protección.

Es importante tener en cuenta que la presencia o ausencia de parásitos no depende solo del entorno o la exposición. El estado de salud general del animal juega un papel clave. Un organismo fuerte, bien nutrido y con una microbiota intestinal diversa tendrá mayor capacidad para defenderse frente a parásitos y reducir su proliferación.

Por eso, una alimentación natural y adaptada fisiológicamente al perro o al gato, no solo mejora su vitalidad, sino que fortalece sus barreras naturales de defensa. En definitiva, cuanto más saludable esté el animal, menor será su susceptibilidad a la parasitación. Aun así, factores como el entorno, la higiene y los hábitos de vida siguen siendo determinantes y deben valorarse de forma individualizada.

En resumen:

- Evalúa siempre el **riesgo real de exposición** de tu animal.

- Conoce **cómo funciona el producto** que estás usando.

- Prioriza el **uso externo** antes que el oral siempre que sea posible.

- **Personaliza la estrategia antiparasitaria** según el entorno, el estilo de vida del animal y su salud.

Porque proteger también es cuidar su salud a largo plazo,
no solo evitar una picadura.

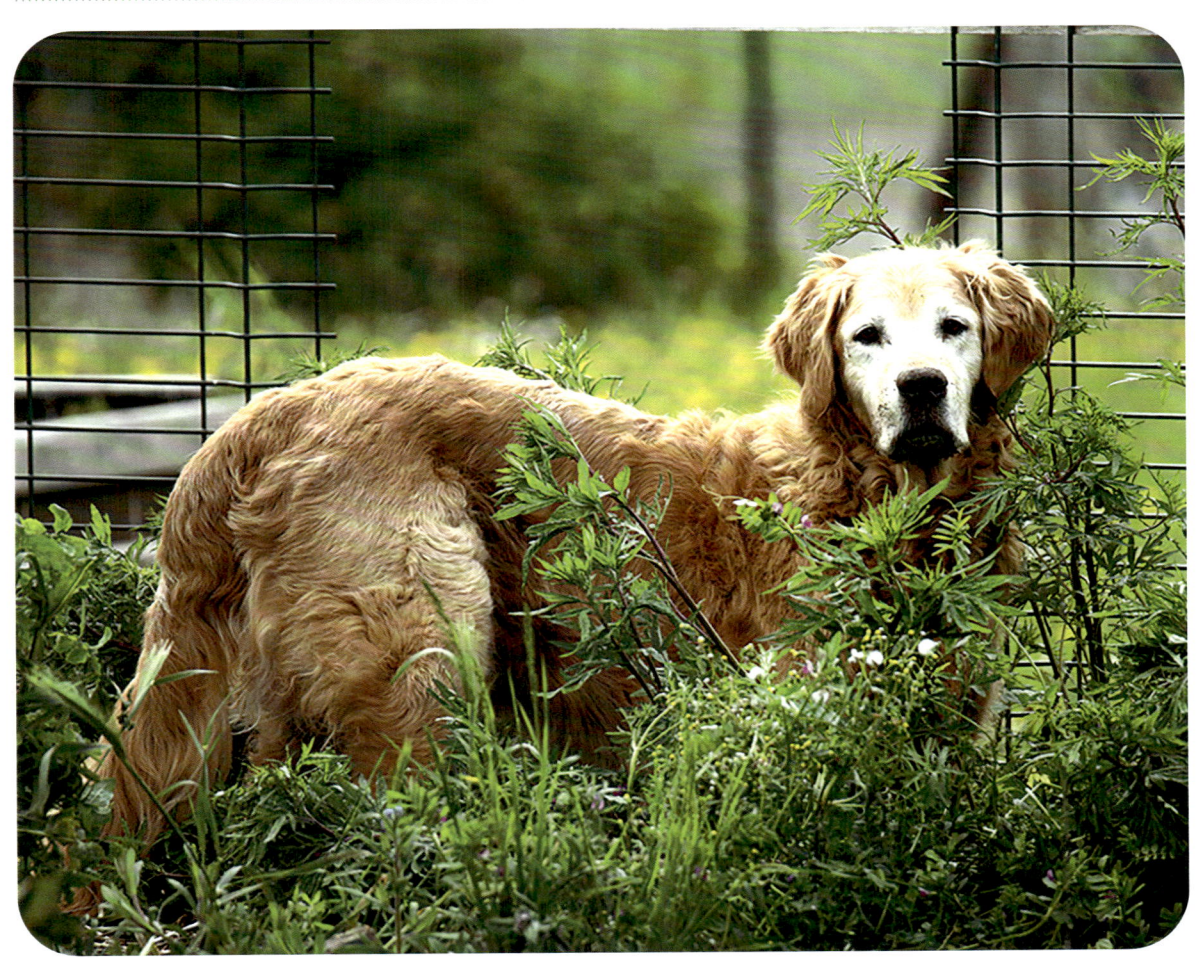

CAPÍTULO 4

CONTROL DE TÓXICOS DEL ENTORNO: PROTEGER DE LO INVISIBLE

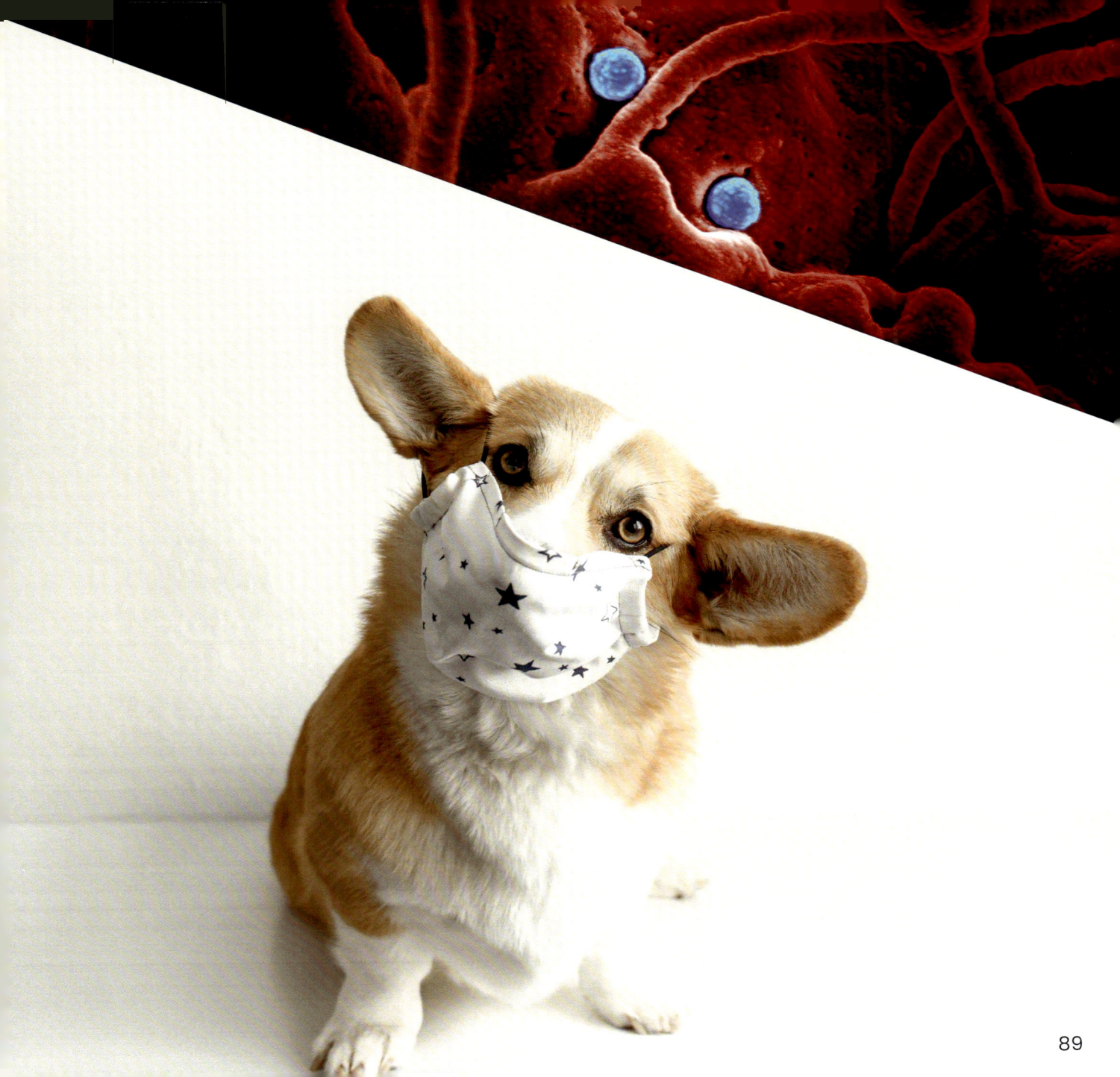

Nuestros animales viven rodeados de lo que llamamos "entorno doméstico": el lugar donde pasan más tiempo, el aire que respiran, el suelo que pisan, los productos con los que limpiamos y los alimentos y agua que les ofrecemos. Y aunque parezca que todo esto forma parte de una vida "normal" y segura, lo cierto es que la exposición crónica a ciertos tóxicos puede comprometer seriamente su salud.

Los animales pasan muchas horas dentro del hogar. A menudo, muchas más horas que nosotros. Además, están mucho más cerca del suelo, en contacto directo con superficies donde se acumulan sustancias químicas invisibles: restos de productos de limpieza, pesticidas, ambientadores, microplásticos, entre otros. Todo esto se respira, se lame, se absorbe. Y con el tiempo, deja huella.

En este capítulo hablaremos de dos aspectos importantes:

CONTROL DE LA CARGA TÓXICA DE LA ALIMENTACIÓN Y DEL AGUA

Aunque una alimentación natural ya es un gran paso hacia una mejor salud, muchos tutores no pueden acceder a productos 100% ecológicos. Por eso, exploraremos cómo reducir la carga de tóxicos procedente de alimentos de cultivo o ganadería convencional, incluyendo también la calidad del agua de bebida.

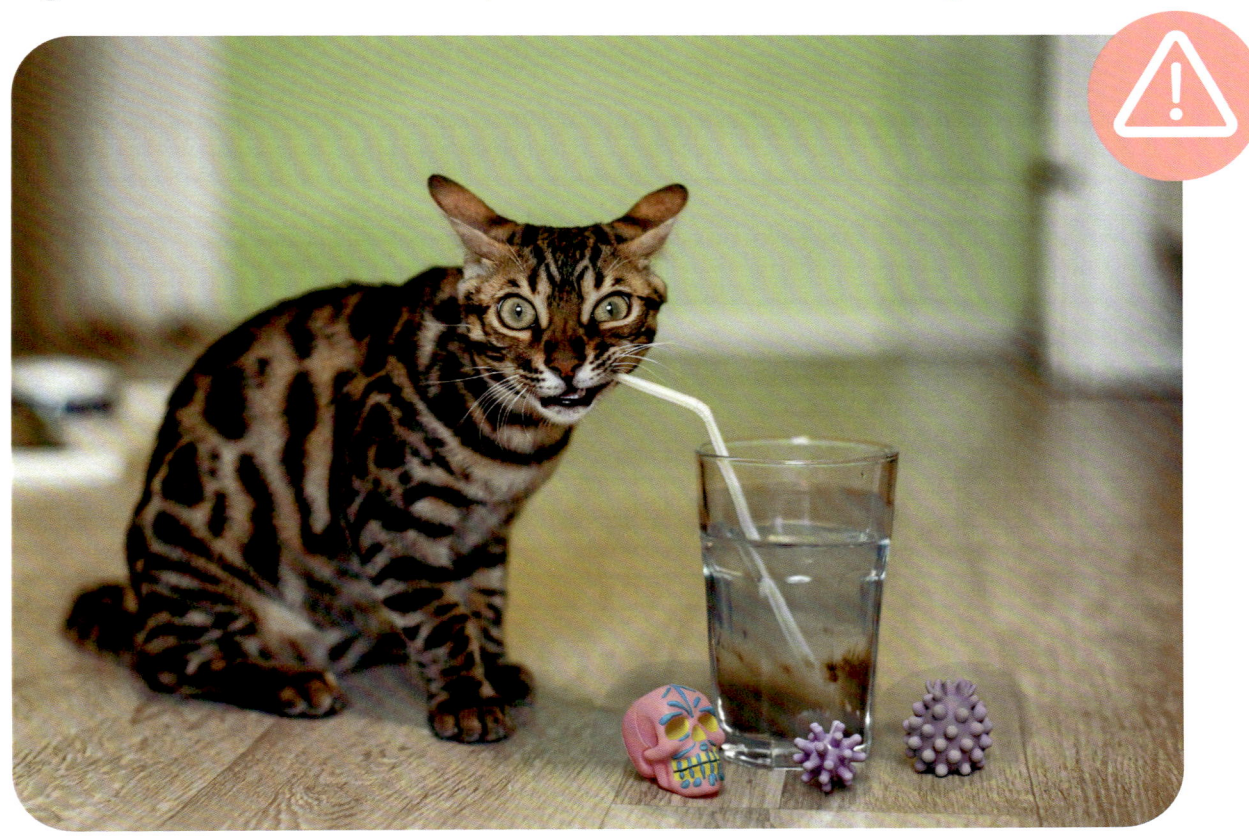

CONTROL DEL ENTORNO DOMÉSTICO

Analizaremos cómo afectan los productos de limpieza convencionales, los ambientadores químicos, la propia composición de los muebles, colchones y textiles del hogar, e incluso las ondas electromagnéticas del WiFi y otros dispositivos electrónicos, la electricidad sucia y luz artificial. También veremos prácticas y recursos para reducir estos tóxicos en casa.

Lo que aquí se propone no es solo útil para perros y gatos: todo lo que hagamos para reducir su exposición a tóxicos será también beneficioso para nosotros. Porque compartimos el mismo aire, el mismo suelo, la misma agua y, muchas veces, los mismos alimentos.

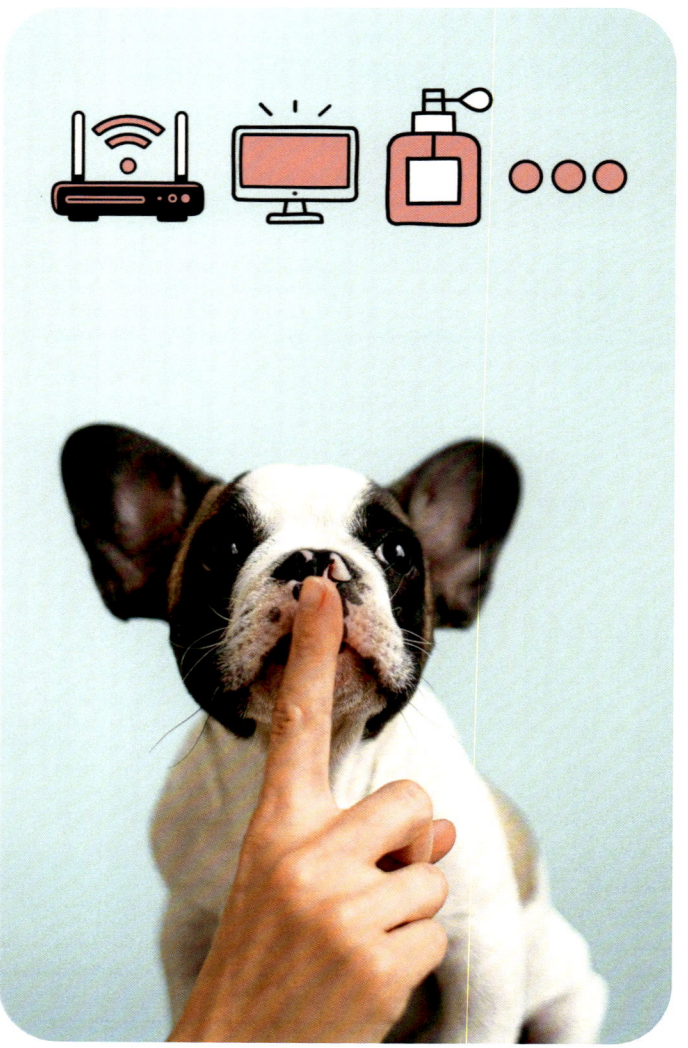

Este capítulo no busca generar alarma, sino conciencia. Porque muchas enfermedades que vemos hoy en día —alergias, alteraciones endocrinas, problemas hepáticos, cáncer, fallos inmunológicos— no aparecen de un día para otro. Son consecuencia de un cúmulo de factores, entre ellos, una exposición continuada y silenciosa a tóxicos ambientales.

Y aquí, los pequeños cambios importan. Mucho más de lo que pensamos.

CONTROL DE LA CARGA TÓXICA EN LA ALIMENTACIÓN Y EL AGUA

Cuando hablamos de alimentación natural para nuestros animales, solemos poner el foco en evitar ultraprocesados (piensos y latas), pero dentro de una dieta natural también es importante prestar atención a la calidad de los ingredientes, especialmente si no provienen de agricultura o ganadería ecológica.

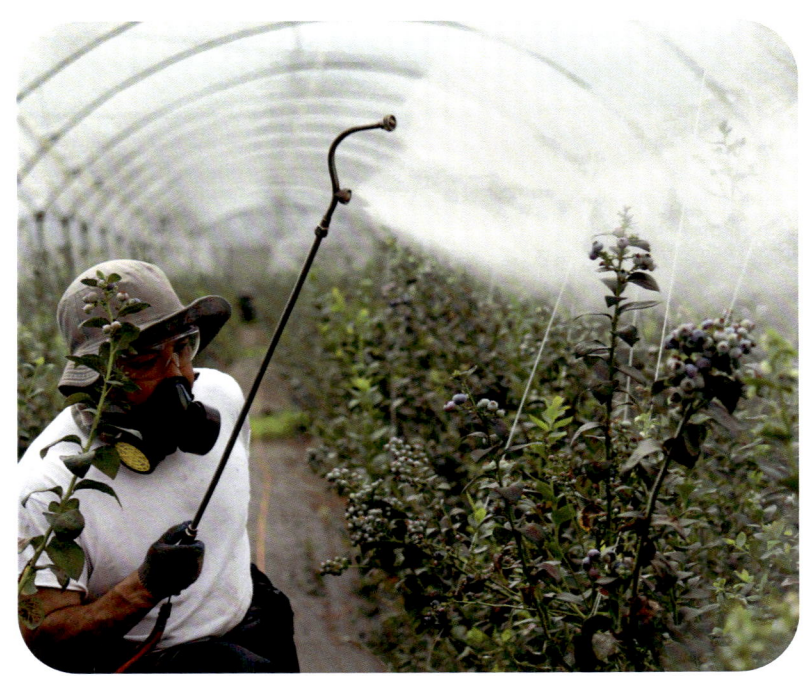

FRUTAS Y VERDURAS: NO TODAS SON IGUALES

No todas las frutas y verduras tienen la misma carga de pesticidas. En agricultura convencional se usan más de 300 sustancias químicas y algunas se acumulan más fácilmente en ciertos alimentos.

Para ayudar a identificar cuáles son los más contaminados, cada año el *Environmental Working Group* (EWG) publica dos listas:

▬▬ *Dirty Dozen* **(La docena sucia)**: frutas y verduras con mayor carga de pesticidas.

▬▬ *Clean Fifteen* **(Los quince más limpios):** aquellos con niveles mucho más bajos.

DIRTY DOZEN 2024 (LOS 12 ALIMENTOS CON MÁS PESTICIDAS)

1. Fresas.

2. Espinacas.

3. Col rizada, kale y acelgas.

4. Uvas (prohibidas en perros y gatos).

5. Manzanas.

6. Nectarinas.

7. Cerezas.

8. Melocotones.

9. Peras.

10. Pimientos.

11. Apio.

12. Tomates.

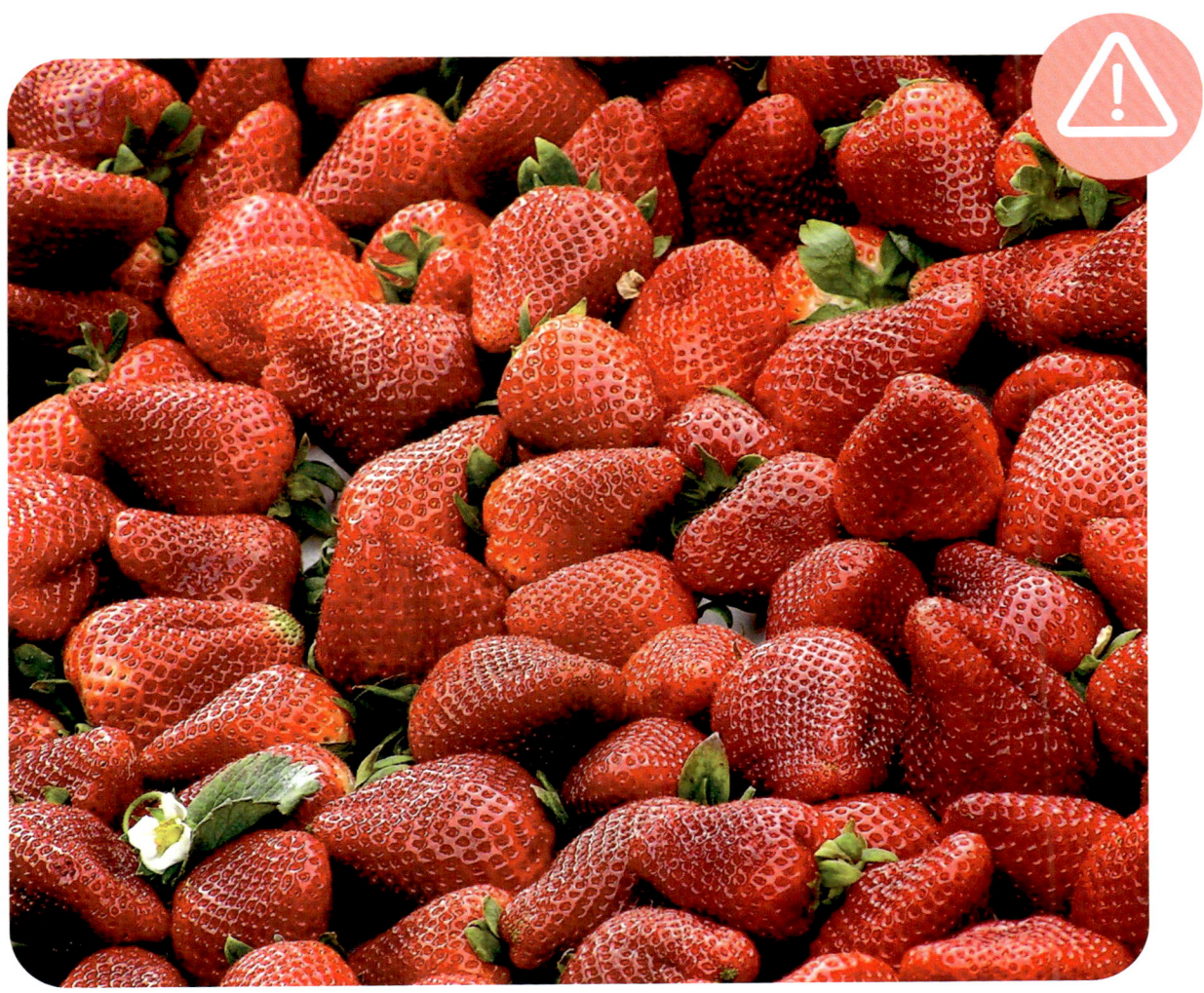

Estos alimentos deberían ser prioritariamente ecológicos si es posible, sobre todo si se consumen con frecuencia o en crudo. Algunos, como las fresas, presentan una superficie porosa y con pequeñas semillas donde los pesticidas se acumulan y son difíciles de eliminar incluso con un buen lavado.

CLEAN FIFTEEN 2024
(LOS 15 ALIMENTOS MÁS "LIMPIOS")

1. Aguacates.

2. Maíz dulce.

3. Piña.

4. Cebolla (prohibida en perros y gatos).

5. Papaya.

6. Guisantes.

7. Espárragos.

8. Melón cantalupo.

9. Kiwi.

10. Coles.

11. Setas.

12. Mangos.

13. Boniatos.

14. Sandía.

15. Zanahorias.

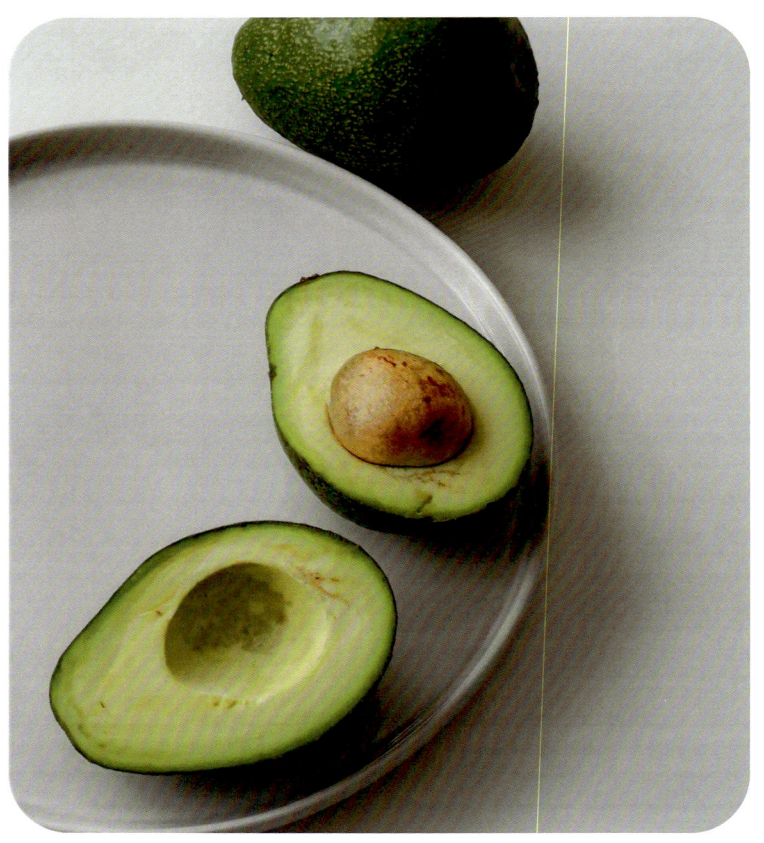

Estos alimentos, incluso si no son ecológicos, tienen niveles de residuos mucho menores, ya sea por su cáscara gruesa, tipo de cultivo o menor absorción de pesticidas.

¿CÓMO LAVAR FRUTAS Y VERDURAS PARA REDUCIR PESTICIDAS?

Aunque no se puede eliminar el 100% de los pesticidas, una buena limpieza puede reducir significativamente la carga. Aquí algunas estrategias útiles:

VINAGRE BLANCO (5% ACIDEZ): sumergir los vegetales durante 15–20 minutos en una solución de agua con vinagre (1 parte de vinagre por 4 partes de agua). Luego, enjuagar bien.

BICARBONATO DE SODIO: remojar durante 10–15 minutos en una mezcla de agua con una cucharada de bicarbonato por litro. Aclarar bien después.

PELAR: en algunos casos, pelar frutas y verduras (como manzanas, peras, pepinos) puede ayudar a reducir los tóxicos, aunque se pierden parte de los nutrientes.

COCINAR: cocer o hervir algunos vegetales puede reducir parte de los residuos, pero también modifica el perfil nutricional.

En todo caso, lo ideal es combinar varias estrategias: priorizar ecológicos en los más contaminados, lavar correctamente y pelar si es necesario.

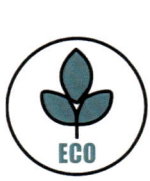 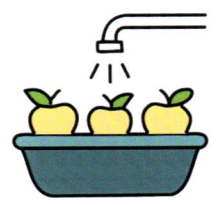  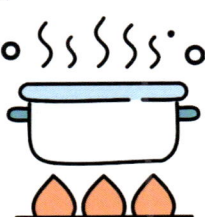

PROTEÍNAS ANIMALES: ¿QUÉ TENER EN CUENTA?

Cuando hablamos de proteína animal en dietas naturales, no siempre es posible acceder a productos de ganadería ecológica. Pero incluso dentro de la producción convencional, existen diferencias importantes en calidad y carga tóxica.

La carne proveniente de:

▬ Animales criados en libertad o en semiextensivo (como gallinas camperas, terneras de pasto, corderos de montaña).

▬ Ganadería tradicional o de pequeños productores locales.

▬ Sistemas sin antibióticos de forma sistemática.

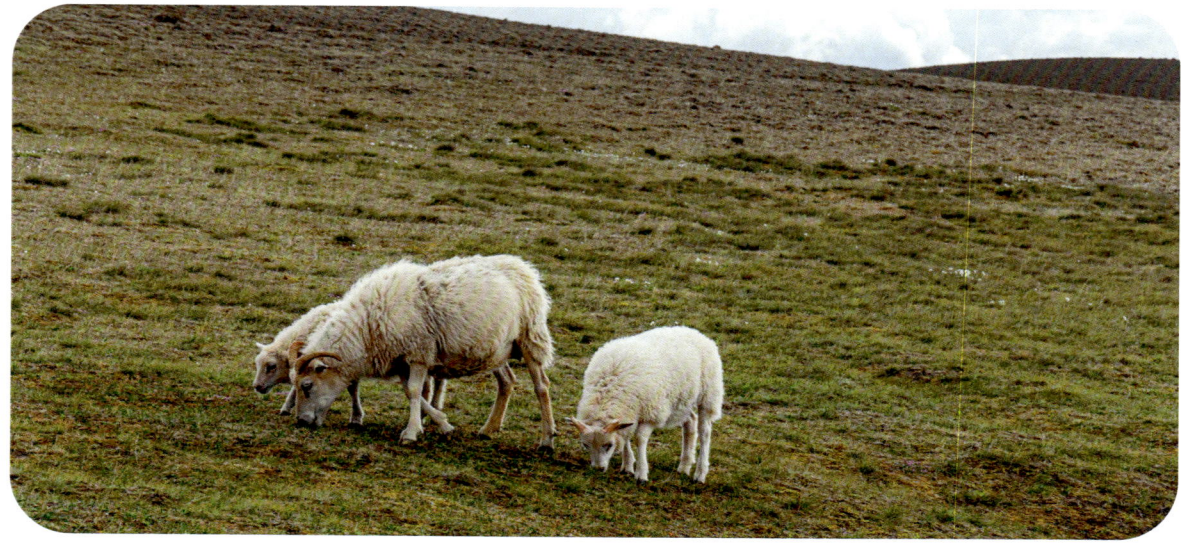

Estas opciones suelen tener menos residuos de fármacos, hormonas o piensos modificados, y un perfil nutricional más favorable.

Por el contrario, la ganadería intensiva (como granjas industriales de pollo, cerdo o ternera) presenta mayor riesgo de contener residuos de:

- **Antibióticos** (que afectan también a la microbiota del animal que los consume).

- **Hormonas de crecimiento** (prohibidas en la Unión Europea pero no siempre controladas fuera).

- **Metales pesados y micotoxinas** en piensos baratos.

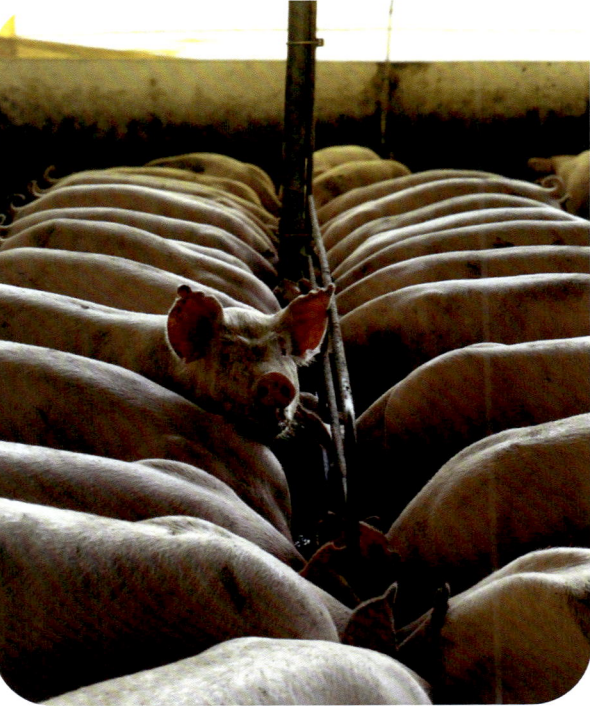

Esto no significa que solo puedan alimentarse de carnes ecológicas, pero sí es importante elegir, dentro de lo convencional, la mejor opción posible según el contexto de cada familia. Priorizar carnes y vísceras frescas de calidad conocida, y evitar carnes procesadas o de origen dudoso es una forma práctica de reducir la carga tóxica sin aumentar excesivamente el coste.

EL AGUA TAMBIÉN CUENTA: LO QUE NO VEMOS, PERO ENTRA EN SU CUERPO

El agua que beben nuestros animales —y también nosotros— es una fuente silenciosa de exposición a tóxicos. Aunque el agua del grifo en muchas zonas es considerada "potable", esto no significa que esté libre de sustancias perjudiciales. En realidad, puede contener una combinación de:

- **Cloro y subproductos de su desinfección**, que alteran la microbiota intestinal y pueden irritar mucosas.

- **Metales pesados** como plomo, aluminio o cobre, provenientes de las tuberías antiguas o deterioradas.

- **Nitratos y pesticidas** que llegan a través de la contaminación del suelo y las aguas subterráneas.

- **Microplásticos** que se han encontrado tanto en agua del grifo como en aguas embotelladas y que actúan como disruptores endocrinos, acumulándose en el organismo con el tiempo.

Este cóctel invisible de compuestos puede alterar el sistema digestivo, endocrino e inmunológico, especialmente en animales con un organismo más sensible o con patologías previas.

¿LA SOLUCIÓN? PRIORIZAR EL AGUA FILTRADA

No es necesario recurrir a sistemas costosos desde el principio. Existen diferentes niveles de filtración accesibles para cada hogar:

Jarras filtrantes.
Es una de las opciones más económica.

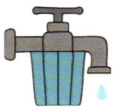

Filtros de grifo:
Se instalan fácilmente y ofrecen una mejor capacidad de filtrado continuo.

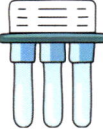

Osmosis inversa:
Sistema más completo que elimina prácticamente todas las impurezas, incluidos microplásticos y residuos farmacológicos. Es una excelente opción si se busca un filtrado profundo, aunque requiere instalación y mantenimiento.

Lo importante es tomar conciencia de que el agua es parte fundamental de la salud nutricional de nuestros animales. No solo importa lo que comen, sino también lo que beben. Porque al final, el agua es su bebida principal, varias veces al día, todos los días.

CONTROL DEL ENTORNO DOMÉSTICO

El hogar, que creemos un lugar seguro, puede convertirse en una fuente constante de exposición a sustancias tóxicas que, de forma silenciosa, deterioran la salud de nuestros animales (y también la nuestra). Ellos están más cerca del suelo, lamen las superficies, respiran el mismo aire que nosotros y están expuestos durante muchas más horas a todos los agentes presentes en casa. Por eso, es fundamental revisar qué productos y materiales usamos en nuestro día a día.

PRODUCTOS DE LIMPIEZA CONVENCIONALES

Muchos limpiadores domésticos contienen **compuestos tóxicos** como **amoníaco, lejía, ftalatos, fenoles, formaldehído y fragancias sintéticas**. Estos productos pueden liberar gases irritantes y sustancias volátiles que afectan directamente al sistema respiratorio, la piel y, a largo plazo, al sistema endocrino e inmunológico. Algunos están clasificados como disruptores hormonales o potencialmente carcinógenos.

Alternativas saludables: usar productos de limpieza ecológicos certificados o ingredientes sencillos y económicos como el **vinagre blanco, el bicarbonato de sodio** o el ácido cítrico. Son eficaces, no tóxicos y seguros para animales.

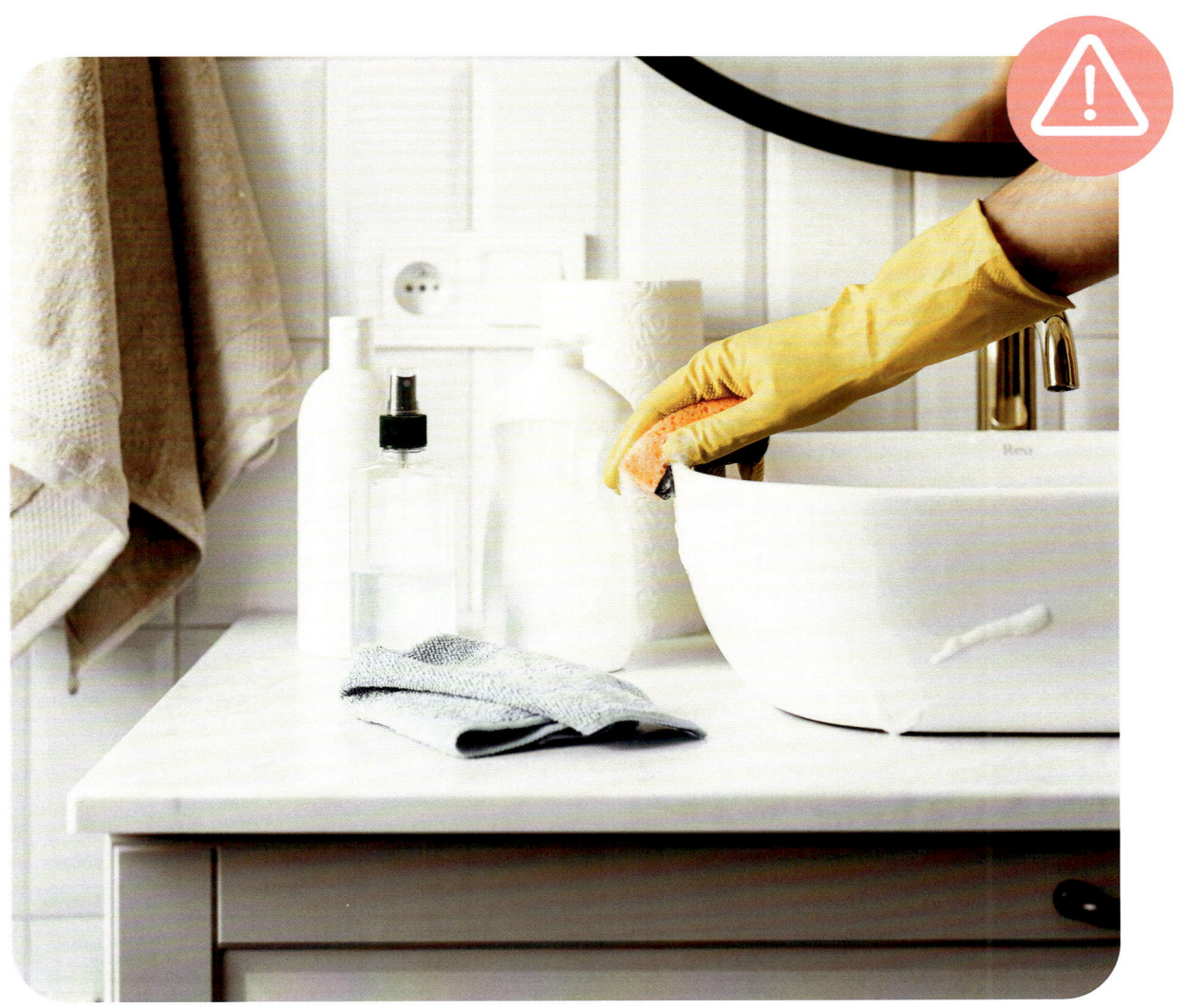

AMBIENTADORES Y PESTICIDAS

Los ambientadores en espray, los difusores eléctricos o las velas perfumadas liberan **compuestos orgánicos volátiles (COV), ftalatos y otros químicos irritantes** que pueden alterar la calidad del aire. Lo mismo ocurre con pesticidas que se utilizan contra insectos o plagas, tanto dentro como fuera de casa. Muchos de ellos afectan directamente al sistema nervioso central.

Recomendaciones:

Ventilar diariamente, usar **aceites esenciales** seguros en difusores de agua (nunca aplicados directamente en animales sin control veterinario), recurrir a **trampas físicas** para insectos y elegir pesticidas naturales sin piretrinas ni organofosforados.

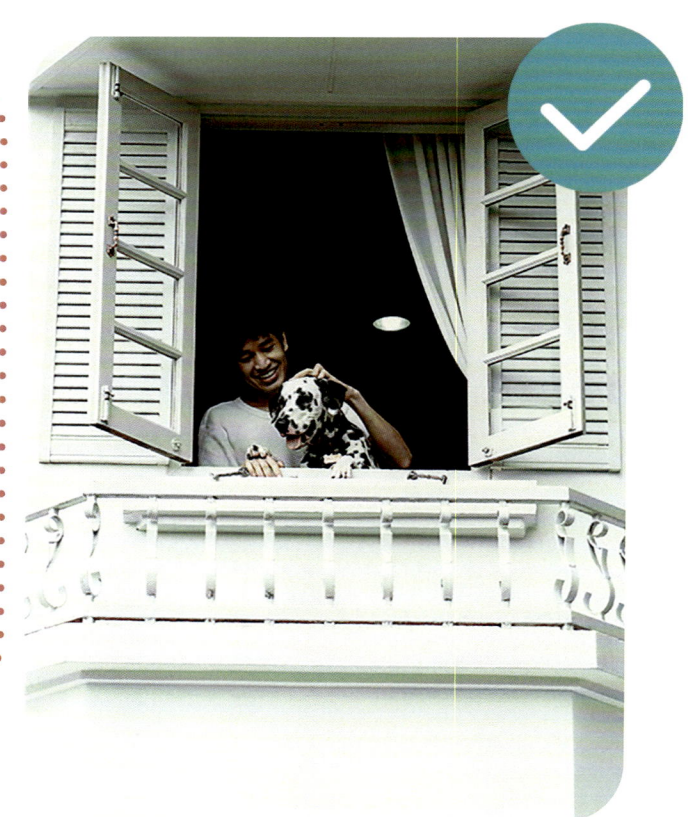

MUEBLES, COLCHONES Y TEXTILES

La mayoría de los muebles, colchones, alfombras, cortinas y otros textiles presentes en el hogar están tratados con sustancias como **retardantes de llama, compuestos perfluorados, adhesivos, colorantes y otros químicos industriales**. Estos materiales van liberando con el tiempo partículas y compuestos volátiles que contaminan el polvo del ambiente. Los animales, al pasar mucho tiempo cerca del suelo y lamerse con frecuencia, terminan inhalando o ingiriendo parte de estas sustancias.

SOLUCIONES PRÁCTICAS:

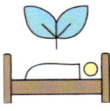 Siempre que sea posible, optar por textiles naturales, sin tratamientos químicos ni acabados sintéticos.

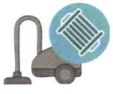 Si no es viable renovar colchones, muebles o cortinas, se recomienda **ventilar a diario**, aspirar con aspiradoras con filtro HEPA y utilizar purificadores de aire que capten nanopartículas.

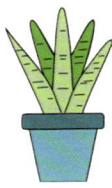 Incorporar **plantas de interior depuradoras**, como la lengua de suegra (*Sansevieria trifasciata*), el espatifilo (*Spathiphyllum*) o la areca (*Dypsis lutescens*), que según investigaciones de la NASA ayudan a filtrar compuestos tóxicos del aire y mejorar la calidad del ambiente interior.

Es importante tener en cuenta que muchas de estas plantas, aunque beneficiosas para el aire, pueden ser **tóxicas si se ingieren**. Por ello, solo deben usarse si se pueden colocar en lugares fuera del alcance de los animales.

MOHOS Y MICOTOXINAS

La presencia de humedad en casa —especialmente en zonas mal ventiladas como baños, cocinas, sótanos o detrás de muebles— puede favorecer la aparición de mohos, hongos microscópicos que, aunque no siempre visibles, liberan esporas y sustancias tóxicas llamadas **micotoxinas**.

Las micotoxinas son compuestos altamente reactivos y en muchas especies animales se han asociado con disfunciones hepáticas, deterioro cognitivo, afecciones respiratorias y desequilibrios hormonales.

Estas partículas pueden permanecer en suspensión en el aire, depositarse en superficies y ser fácilmente inhaladas o ingeridas por nuestros animales, que están en contacto más estrecho con su entorno físico. A largo plazo, esta exposición puede provocar síntomas respiratorios, inflamatorios, dermatológicos, inmunológicos y neurológicos. En animales con patologías previas o sistemas inmunes comprometidos, el impacto puede ser aún mayor.

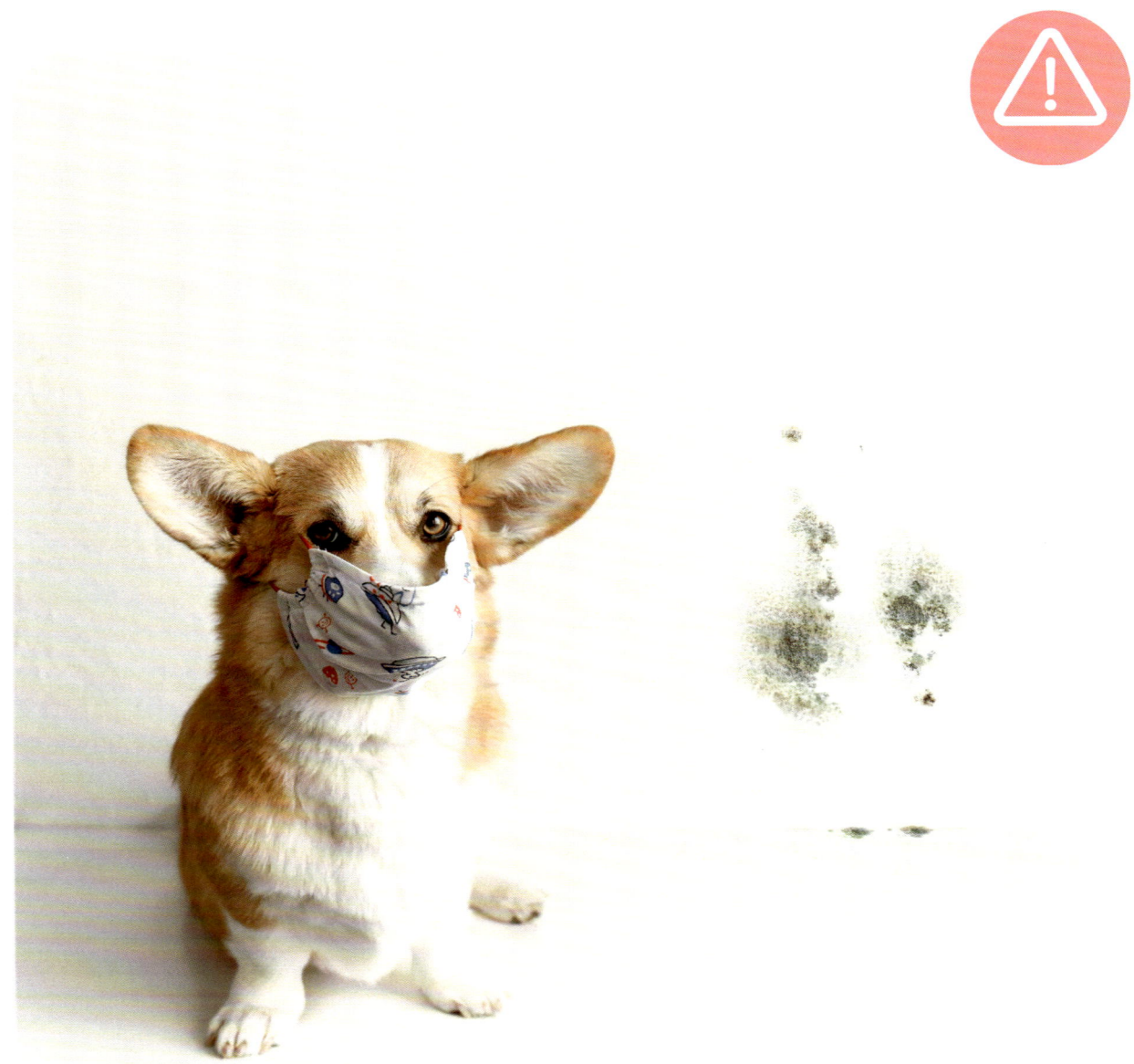

PREVENCIÓN Y SOLUCIONES PRÁCTICAS:

- **Ventilar a diario** todas las estancias, incluso en invierno.

- **Evitar la condensación:** no secar ropa dentro de casa sin ventilación, usar campanas extractoras y deshumidificadores si es necesario.

- Revisar zonas ocultas: detrás de muebles, bajo alfombras o en esquinas. Ante la menor sospecha, **limpiar con productos antifúngicos naturales** como el vinagre blanco o peróxido de hidrógeno (agua oxigenada).

- **Controlar el nivel de humedad ambiental,** idealmente entre 40% y 60%, para prevenir la proliferación de hongos.

EXPOSICIÓN A RADIACIONES Y ELECTRICIDAD SUCIA

Vivimos rodeados de dispositivos electrónicos que emiten **campos electromagnéticos artificiales (EMF)**: Wifi, microondas, hornos de inducción, cámaras de vigilancia, teléfonos móviles, antenas, *routers*, regletas, incluso el propio cableado eléctrico de la casa. Todo esto genera una carga invisible, pero constante que tiene un efecto acumulativo sobre el organismo.

En animales, esta exposición continua puede alterar procesos biológicos esenciales como:

La regulación hormonal, especialmente las hormonas tiroideas y del eje hipotálamo-hipófisis-suprarrenal.

La producción de melatonina, afectando directamente al sueño, la reparación celular y los ritmos circadianos.

El sistema nervioso central, con alteraciones del comportamiento, mayor irritabilidad, ansiedad o insomnio.

El sistema inmune, disminuyendo la capacidad de respuesta ante virus, bacterias o células tumorales.

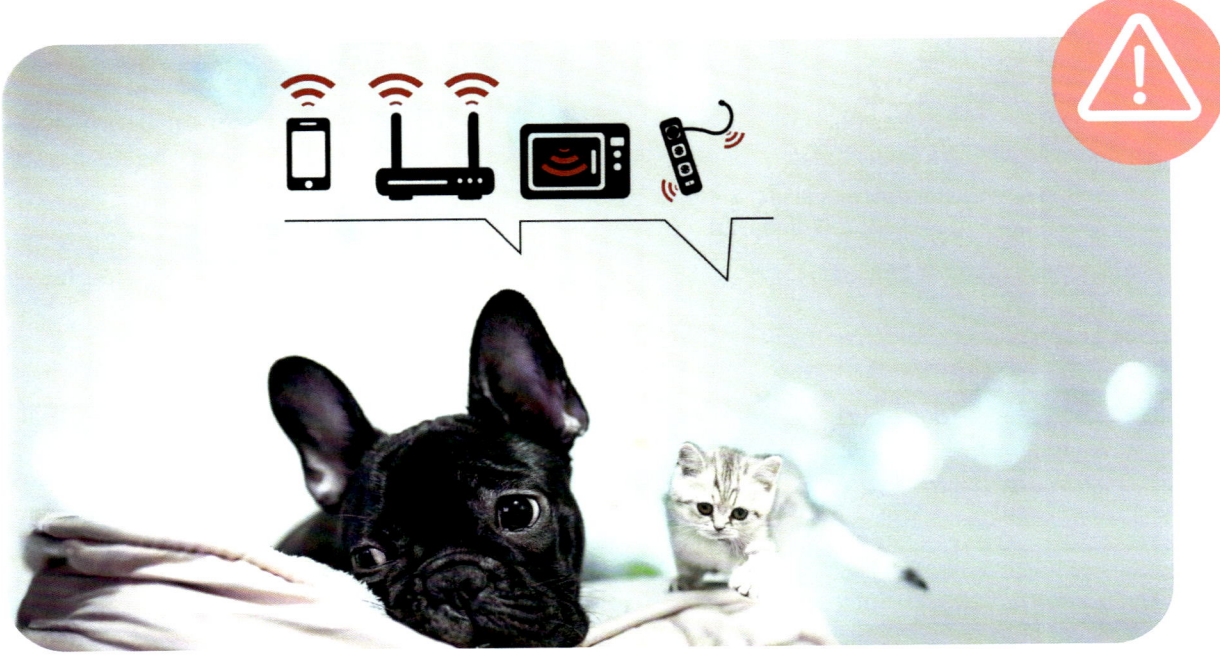

Estos efectos no siempre se ven de forma inmediata, pero sí a medio y largo plazo, especialmente en organismos más sensibles como cachorros, animales mayores o enfermos crónicos. También en animales que pasan muchas horas en interiores, en contacto prolongado con múltiples fuentes de emisión.

Además, se suma el problema de la **electricidad sucia**, una forma de contaminación eléctrica generada por picos, interferencias y frecuencias residuales no armónicas que viajan por la red eléctrica del hogar. Aunque no siempre se percibe, puede contribuir al mal descanso, al dolor muscular persistente, la fatiga crónica o al debilitamiento general del sistema nervioso.

SOLUCIONES POSIBLES:

- **Limitar la exposición innecesaria**: desconectar el Wifi por la noche, evitar dejar cargadores enchufados cuando no se usan, y minimizar el uso de dispositivos inalámbricos cerca de las zonas de descanso del animal.

- **Reposicionar las camas**: alejar las camas y zonas de descanso de los enchufes, regletas o instalaciones eléctricas.

- **Evitar el uso de microondas y hornos de inducción cuando el animal esté cerca**.

Tecnología de absorción de EMF: se pueden usar dispositivos que absorben y neutralizan parte de estas radiaciones. La marca *Spiro* ha desarrollado tecnología pasiva basada en materiales bioactivos que no bloquean ni emiten radiación, sino que la absorben y equilibran, lo cual la hace segura y efectiva para personas y animales.

Apagar todo lo que no se usa: un gesto tan simple como desconectar aparatos en desuso puede reducir drásticamente la carga electromagnética del entorno.

La clave está en aplicar el principio de precaución. Aunque algunas instituciones aún no reconocen oficialmente el impacto biológico de los EMF en animales, hay suficiente evidencia científica y clínica para actuar con sentido común. Cuanto menos ruido electromagnético haya en el hogar, mayor será el descanso, la autorregulación y la capacidad de sanación del organismo.

LUZ ARTIFICIAL Y RITMOS CIRCADIANOS

Nuestros animales, al igual que nosotros, tienen un ritmo circadiano: un reloj biológico interno que regula funciones vitales como el sueño, la producción hormonal, el metabolismo o el sistema inmune. Este ritmo se sincroniza naturalmente con los ciclos de luz y oscuridad del entorno. Sin embargo, en la vida moderna, la exposición a luz artificial, especialmente durante las horas nocturnas, está alterando profundamente este equilibrio.

La luz artificial en general, y la luz azul en particular -la que emiten pantallas, bombillas LED frías, dispositivos electrónicos o fluorescentes-, envía al cerebro un mensaje erróneo: "es de día". Esto suprime la producción natural de melatonina, una hormona clave para el descanso, la regeneración celular y el funcionamiento inmunológico. En consecuencia, los animales pueden dormir peor, estar más irritables, tener alteraciones hormonales o inmunitarias o desarrollar trastornos conductuales relacionados con el estrés.

Este tipo de luz artificial no solo afecta a los humanos, sino también a perros y gatos, especialmente cuando duermen cerca de pantallas, luces encendidas o en zonas con iluminación constante durante la noche.

Además, muchas bombillas modernas (como algunas LED) tienen un efecto de parpadeo imperceptible para nosotros, pero que los animales sí pueden detectar. Este parpadeo *(flicker)* genera fatiga visual, irritabilidad o alteraciones nerviosas a medio plazo.

RECOMENDACIONES PARA PROTEGER EL RITMO BIOLÓGICO

- **Reducir al mínimo la exposición a pantallas** (televisión, móviles, ordenadores) por la noche, especialmente en los espacios donde duermen los animales.

- **Sustituir bombillas** frías o blancas por luces cálidas, ámbar, anaranjadas o rojas, que son menos disruptivas con el ritmo circadiano.

- **Evitar bombillas con parpadeo** *(flicker)*: priorizar tecnología LED de alta calidad o iluminación de espectro completo, libre de parpadeo.

- **Respetar la oscuridad total en las zonas de descanso,** usando cortinas opacas, luces nocturnas de baja intensidad o directamente evitando cualquier fuente de luz artificial durante la noche.

- **Favorecer la exposición a luz natural durante el día,** permitiendo que el animal acceda a ventanas, terrazas o espacios exteriores, para mantener el equilibrio entre luz y oscuridad.

Una buena higiene lumínica no solo mejora el descanso, sino que fortalece el sistema inmunológico, regula mejor el comportamiento y contribuye al bienestar general de nuestros animales. En definitiva, luz natural de día, oscuridad de noche. Tan simple como eso y a la vez tan poderoso.

Reducir la exposición de agresiones del entorno no requiere un cambio radical, sino un enfoque consciente. Cada pequeña acción cuenta, porque cuanto más limpio es el entorno, más fuerte es la salud de nuestros animales.

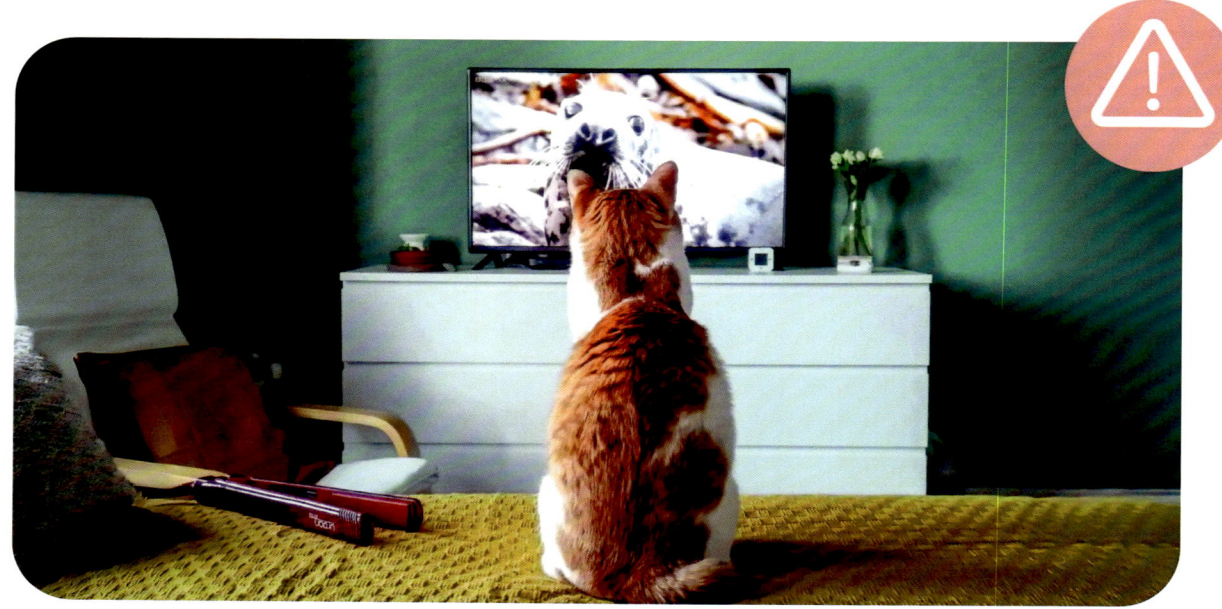

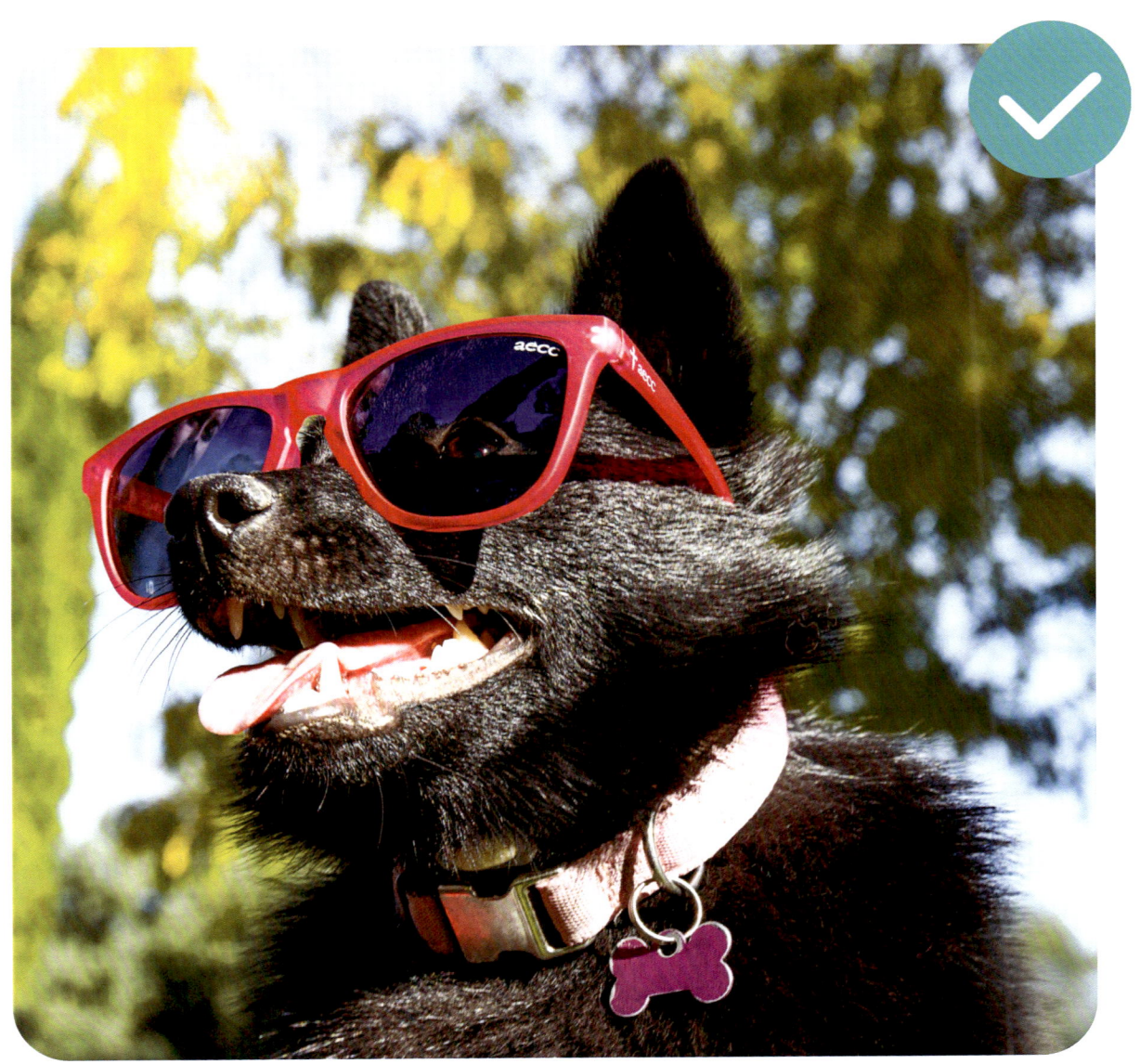

No es lo mismo vivir bajo luces LED que bajo el sol. La exposición a la luz natural es esencial para la salud física y emocional de nuestros animales.

CAPÍTULO 5

MOVIMIENTO, NATURALEZA Y GESTIÓN EMOCIONAL: EL EQUILIBRIO QUE TAMBIÉN NECESITAN

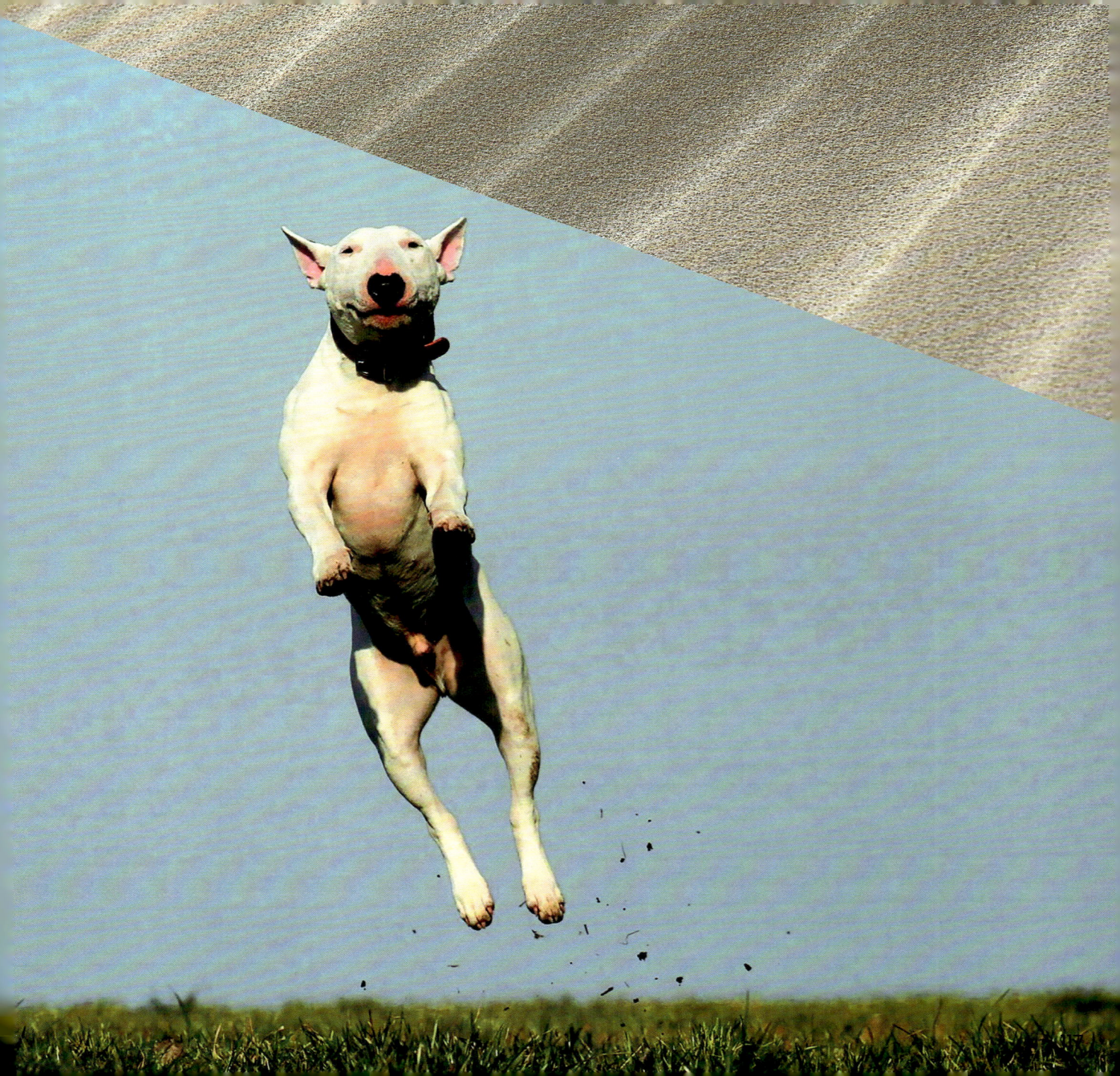

Los animales que conviven con nosotros viven adaptándose, a diario, a un entorno que muchas veces no es el suyo. Ciudades, pisos sin jardín, paseos cortos por asfalto, ruidos constantes, luces artificiales, horarios humanos. Todo esto conforma un escenario muy alejado de lo que sería su entorno natural.

Aunque se han adaptado a nuestra vida, eso no significa que sea lo ideal para su bienestar. Al alejarlos de su contexto natural —la tierra, la hierba, el sol, el movimiento libre—, limitamos su capacidad de autorregularse física y emocionalmente. Y esto tiene consecuencias.

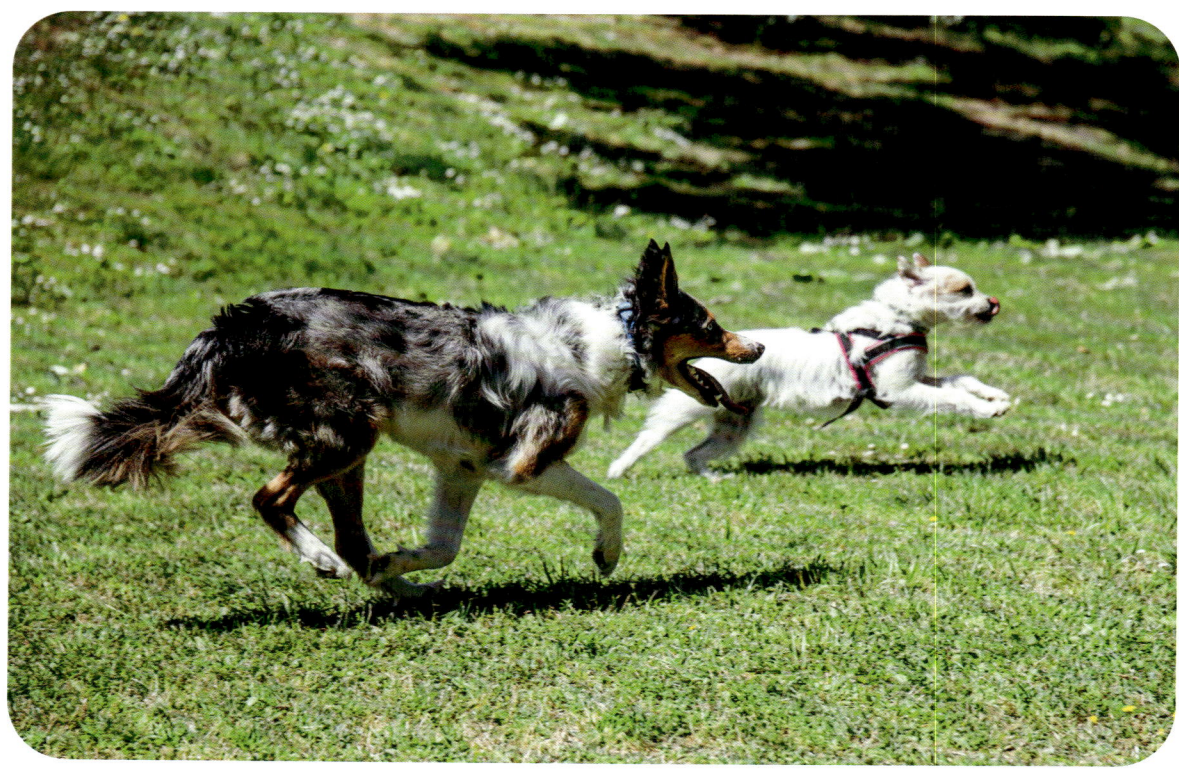

MOVIMIENTO: MUCHO MÁS QUE PASEAR

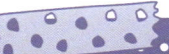

Los perros y gatos necesitan moverse y no solo para "gastar energía". El ejercicio físico diario ayuda a mantener un peso saludable, a oxigenar el cuerpo, a movilizar toxinas, a equilibrar las hormonas y a mantener una mente estable.

Muchos animales urbanos sufren de sedentarismo. Se pasean poco, no tienen acceso a entornos variados y pasan gran parte del día tumbados, esperando a que alguien llegue a casa. A esto se suma muchas veces una alimentación inadecuada o excesiva, lo que deriva en **sobrepeso** y **problemas osteoarticulares**, que no tardan en aparecer.

Incorporar movimiento real, adaptado a cada animal, es una de las mejores medicinas preventivas. Y no, no es lo mismo caminar 15 minutos por la acera que pasar una hora en un parque, campo o bosque. El entorno también importa.

NATURALEZA: UN ENTORNO QUE SANA

El contacto directo con el medio natural es fundamental. Caminar sobre tierra, hierba o arena, sin asfalto de por medio, tiene un efecto regulador sobre el sistema nervioso y el sistema inmune.

Este contacto con la tierra se conoce como *earthing* o *grounding* y cada vez más estudios lo relacionan con beneficios como la mejora del sueño, la reducción del estrés oxidativo, la regulación del ritmo circadiano y el fortalecimiento del sistema inmune.

La tierra tiene carga eléctrica negativa y nuestras células -y las de los animales- pueden descargarse del exceso de radicales libres al estar en contacto directo con ella. Por eso es tan importante permitir que los animales caminen sin barreras sobre tierra o hierba de forma regular. Y también es importante para nosotros: descalzarse y reconectar con el suelo es una práctica ancestral con efectos fisiológicos comprobados.

EL SOL TAMBIÉN ES MEDICINA

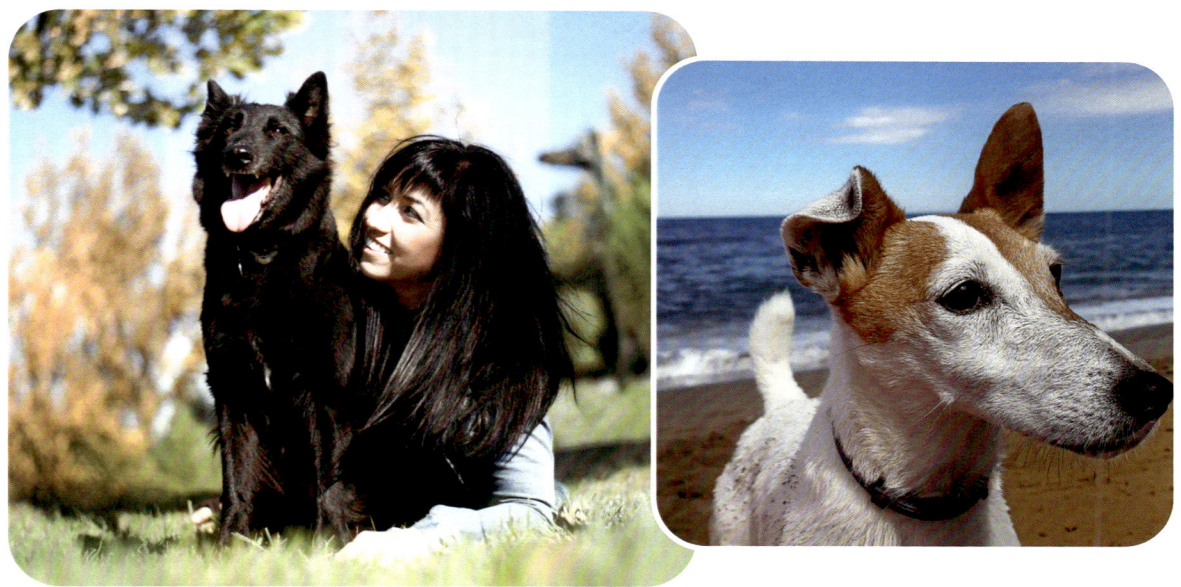

La **exposición solar** controlada y diaria es clave para la salud hormonal, el ritmo circadiano y el estado de ánimo. No solo para sintetizar vitamina D (en nosotros, os recuerdo que ellos no tienen la capacidad de generar vitamina D a partir del sol), sino como señal externa que regula procesos internos, como el ciclo sueño-vigilia o la secreción de melatonina.

Para nuestros animales, el sol también es una fuente de bienestar y regulación emocional. Dejar que les dé el sol un rato cada día, en un balcón, terraza o parque, es una rutina sencilla que marca la diferencia.

ESTRÉS Y EMOCIONES: EL OTRO GRAN DESEQUILIBRIO

Un animal que no se mueve, que no se relaciona, que no juega, que no huele, que no explora, **es un animal que acumula tensión**. El estrés no solo se ve en ladridos o conductas destructivas. También se expresa en forma de apatía, hiperactividad, agresividad, miedo o síntomas físicos como problemas digestivos, piel alterada o enfermedades crónicas.

Muchos animales viven en **estado de alerta constante,** sobreestimulados o mal socializados. No saben cómo gestionar sus emociones, no se sienten seguros y no tienen herramientas para autorregularse. Esto repercute directamente en su sistema hormonal, inmunológico y neurológico.

Favorecer un entorno emocionalmente sano implica permitirles expresar su conducta natural, ofrecer rutinas seguras, contacto afectivo respetuoso, y oportunidades para jugar, oler, moverse y relacionarse en libertad.

En resumen, la salud de nuestros animales no depende solo de lo que comen o del veterinario que los atiende. También depende —y mucho— de cómo se sienten, cómo viven, cómo se mueven y cuánto contacto tienen con la naturaleza.

Movimiento, tierra, sol y estabilidad emocional no son lujos, son necesidades biológicas. Y muchas veces, pequeños cambios en nuestra rutina pueden marcar una gran diferencia en la suya.

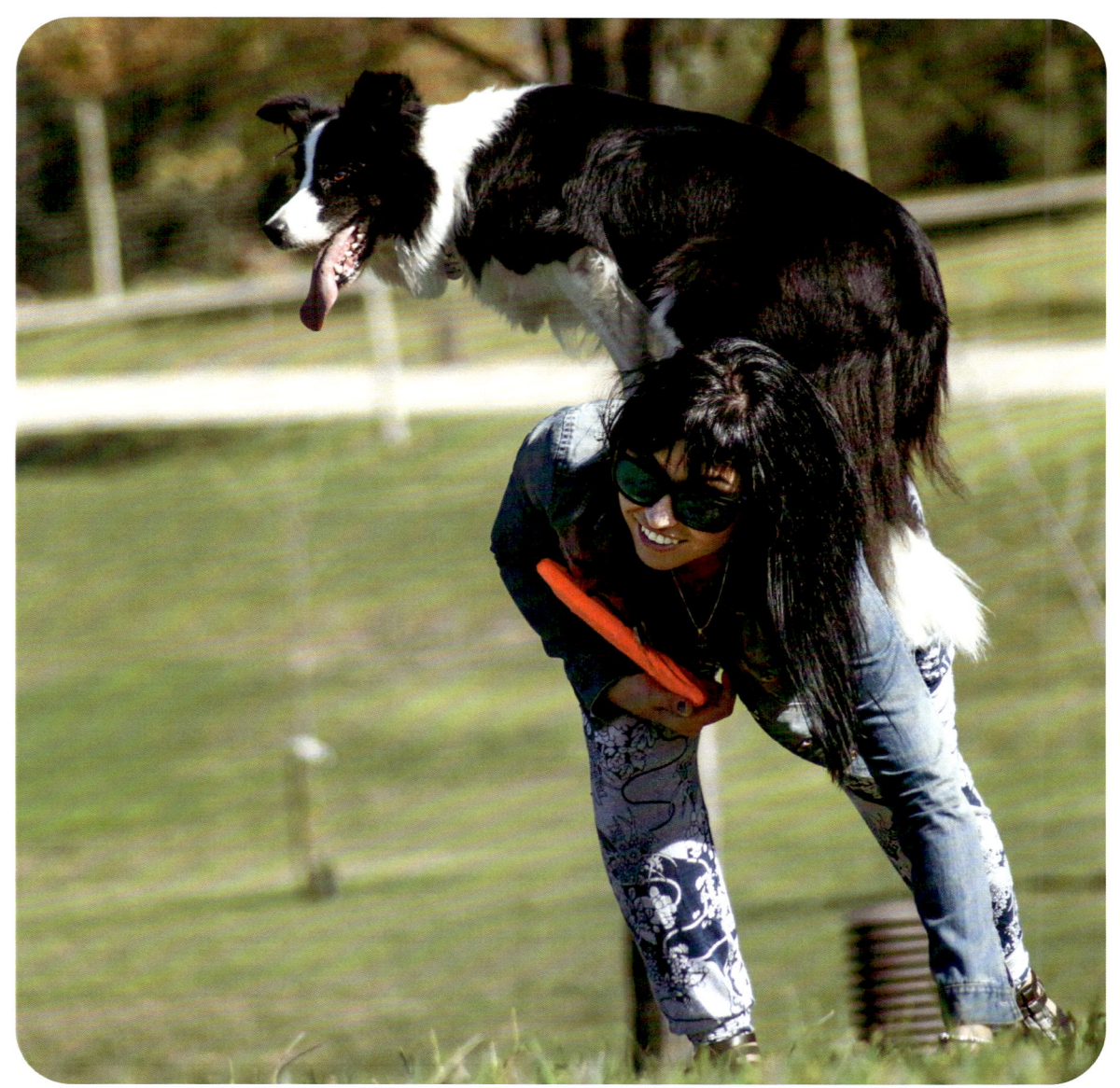

AGRADECIMIENTOS

A LA VIDA

Siempre he creído que todo lo que nos pasa tiene un sentido. Que incluso los momentos más difíciles llegan para mostrarnos algo, para empujarnos hacia donde necesitamos ir.

Si no hubiera vivido cada paso —buenos y malos— hoy no estaría haciendo lo que hago.

Mi primer y más profundo agradecimiento es, simplemente, a la vida. A **mi vida**.

A LAS PERSONAS

Gracias a todas las personas que, de una forma u otra, han sido parte de este libro y de este camino.

A **Alex,** por su infinita paciencia y respetar mi mundo.

A **Noah,** mi hijo, por elegirme y empujarme a seguir aprendiendo.

A **Ernest,** por su profesionalidad constante y ese acompañamiento incondicional que siempre reconforta.

A **Gema, Sheila, Ernest y Alex** por sus fotografías que capturan mucho más que una imagen.

A **Patri**, por su mirada atenta y generosa.

A **mis padres**, porque gracias a ellos pude estudiar, crecer y dedicarme a lo que hoy es mi verdadera pasión.

Y a todos **los tutores** que confían en mí para acompañar a sus compañeros peludos con respeto y conciencia.

A LOS ANIMALES

A **Martina, Zeta y Pin-Up,** por llenarme de pelos, de amor y de alegría cada día.

A todos **mis pacientes**, por ser mis maestros. Por enseñarme, desafiarme y hacerme crecer como veterinaria y como persona.

A quienes ya han cruzado el arco iris: **Touma, Fidji, Rasty, Hulk, Gadget, Zimt, Bayron, Katy, Kenzo, Cava, Sidra, Yako, Mambo, Shiro, Mac, Nico, Nupsy, Juice, Soya, Cumbia, Wifi, Tofu, Thor, Talko, Scotty, Linda, Púas, Leña, Marea, Brownie, Bones, Blanquita, Bora, Diana, Dasher, Hobbes, Palo, Seal, Musa...** gracias por lo que dejasteis en este mundo. Nunca seréis olvidados.

También a todos **los animalitos de mi vida**, que es imposible enumerarlos a todos. He tenido la gran suerte de crecer y vivir rodeada de estos seres maravillosos toda mi vida.

Y, por último, a mis dos estrellas en el firmamento:

Nera y Tattoo.

Gracias por todo lo que fuisteis y seguís siendo para mí.

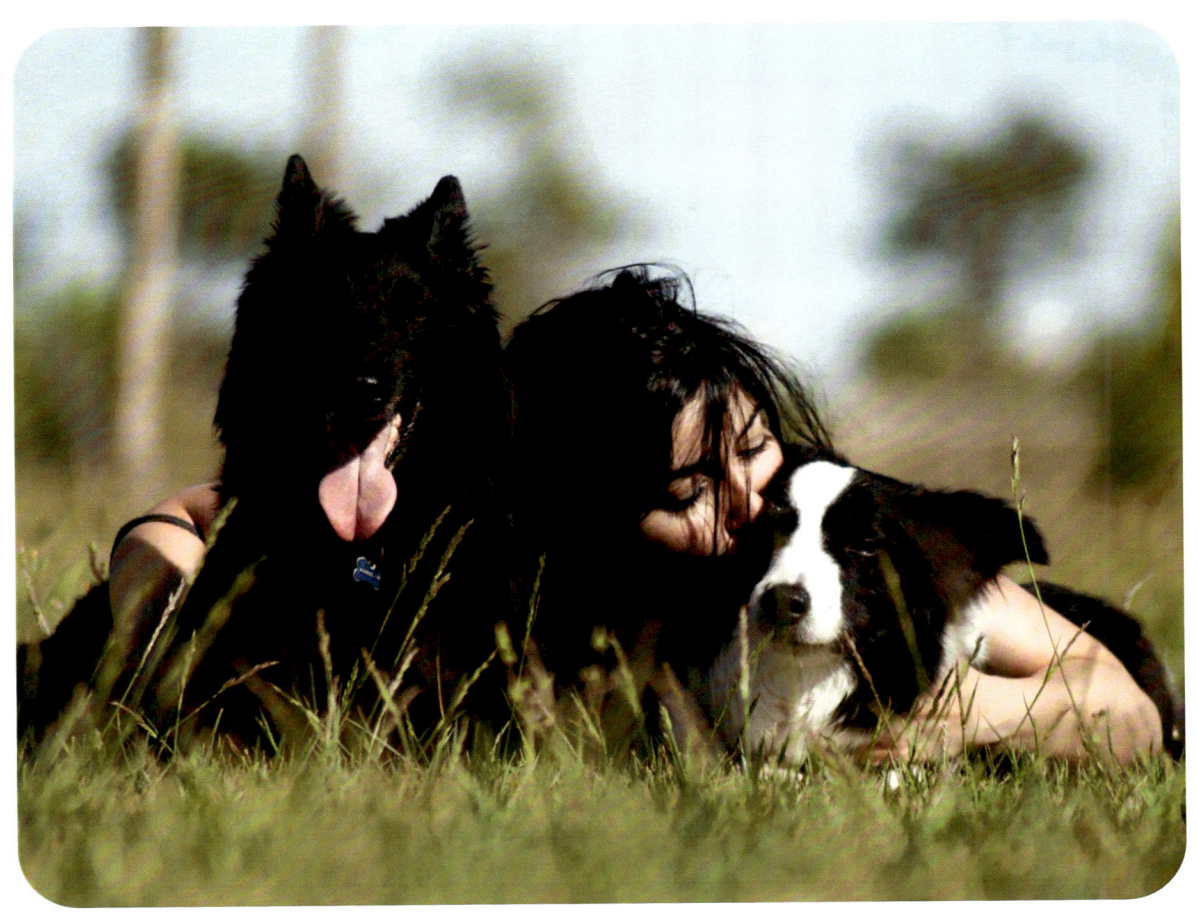